デブ菌撲滅！ 藤田式

食前酢キャベツダイエット

東京医科歯科大学名誉教授 藤田紘一郎

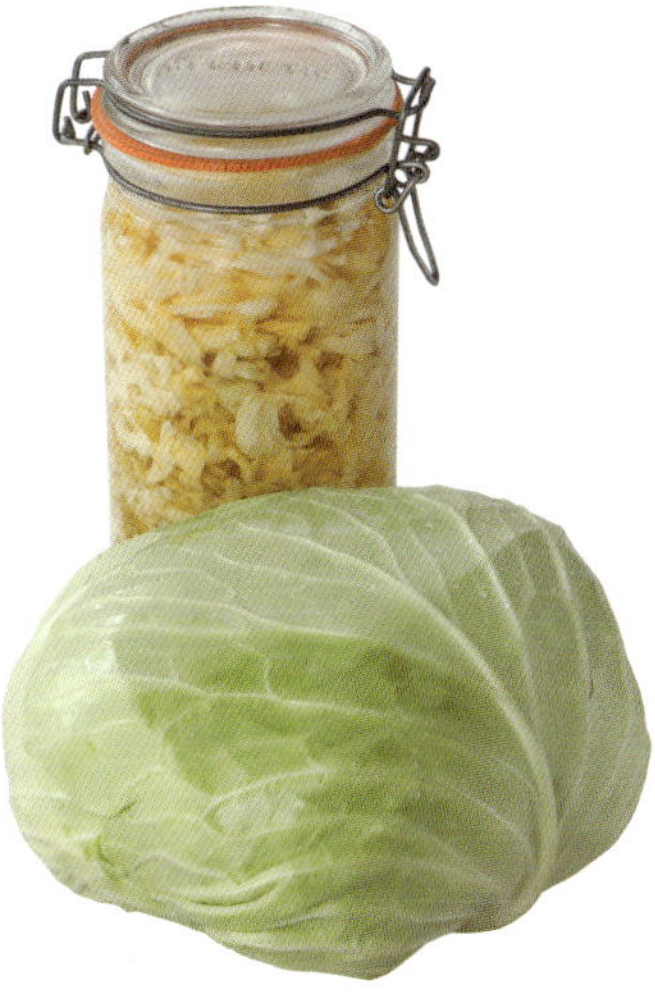

はじめに

デブ菌は自分でコントロールできる

「ダイエットをがんばっても、体重がなかなか減らない」「リバウンドでますます太ってしまった」という経験は、誰にでもあるでしょう。それは、デブ菌のせいかもしれません。

デブ菌は、私たちの腸にいる腸内細菌の仲間です。

腸のなかには、約200種100兆個というたくさんの数の細菌がすんでいます。彼らも命を持つ一つの生物です。人間と同じように、日々、食べ物を得て生きています。腸内細菌は、どんなエサを得たかによって、活動のあり方を違えてきます。また、エサの種類によって、どんなタイプの細菌が増えるのかも違ってきます。

彼らのエサとなるのは、今からあなたが食べるものです。

腸内細菌をはじめとする寄生生物は、通常、自分たちが未来永劫命をつないでいけるよう、寄生相手である「宿主」の健康をサポートする働きをしてくれるものです。宿主が死ねば、彼らもまたすみかを失うことになるからです。

ところが、宿主であるあなたが、腸内細菌たちにとってよくない食事をしていると、どうなると思いますか？

当然、健康増進に必要な働きをしなくなります。それどころか、健康を害する毒素をつくり出す細菌たちが異常に繁殖し、勢力を拡大します。その毒素は体中に運ばれ、がんやアレルギー疾患や動脈硬化症などの病気をつくり出すもとにもなるのです。

そんな腸内細菌の反乱を防いでくれるのが、「酢キャベツ」です。酢キャベツを食べ続けることで、デブ菌は悪玉化をやめ、人間の健康に大事な働きをする、本来の姿に戻ります。

酢キャベツを食べて、体の内側から健やかに、美しくなりましょう。

東京医科歯科大学名誉教授
藤田紘一郎

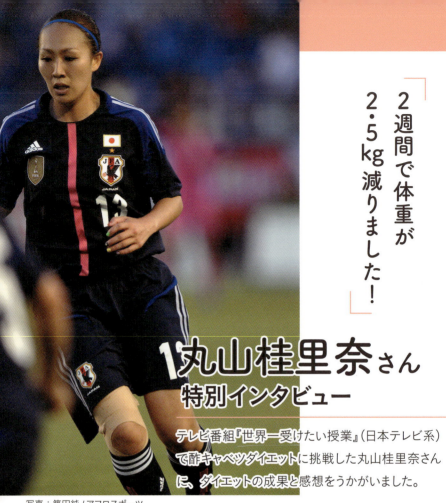

写真：築田純 / アフロスポーツ

「2週間で体重が2・5kg減りました！」

丸山桂里奈さん 特別インタビュー

テレビ番組『世界一受けたい授業』（日本テレビ系）で酢キャベツダイエットに挑戦した丸山桂里奈さんに、ダイエットの成果と感想をうかがいました。

——2016年12月に現役を引退されました。それから生活は変わりましたか？

ものすごく変わりましたね。私は小学校6年生ではじめてから引退するまで、20年以上サッカーをしてきました。トレーニングは常にしていたし、食事にも当然気を遣ってきました。そもそも、たとえちょっとくらい食べすぎたとしても、練習や試合があるから問題なかったんです。

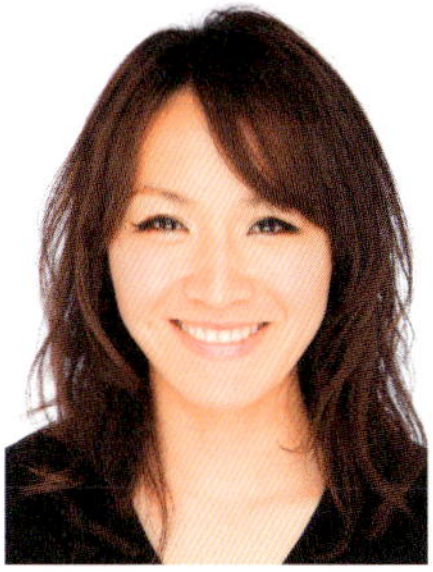

丸山桂里奈

Karina　Maruyama

1983年、東京生まれ。小学校6年生でサッカーを始め、日本体育大学在学中にサッカー女子日本代表に初選出される。2003年のFIFA女子ワールドカップ、2004年のアテネオリンピック、2008年の北京五輪に出場。2011年のFIFA女子ワールドカップでは日本の初優勝に貢献した。2016年12月、現役を引退。現在はタレントとしてテレビ、ラジオ、雑誌などで幅広く活躍。

でも、今は違います。引退後は、トレーニングはまったくしていません。動くのは、月に2〜3回開催しているサッカー教室のときくらい。食事もまったく制限していないですね。現役のときにずっと節制していたから、引退した今はとことん節制しないと心に決めているんです（笑）。

――体重や体調に変化はありましたか？

まず、体重が増えました。私、もともとあんまり太らない体質だと思うんです。長年アスリートでしたし、『世界一受けたい授業』で最初に腸内検査をしてもらったときも、「やや、やせやすい体質」という判定でした。ただ、運動もしないで、好きな物を好きなだけ食べて、そのうえ、引退後はテレビの仕事をたくさんいただいて不規則な生活を続けていたら、さすがに太りましたね。

「とにかく簡単！　いつも通りに食べて、ストレスをまったく感じませんでした」

体調も悪くなりました。風邪がなかなか治らない。「もしかして大変な病気かも……？」と心配になって病院に行ったくらいです。

――そんななか『世界一受けたい授業』の企画で酢キャベツダイエットに挑戦されました。実際にやってみていかがでしたか？

　とにかく簡単なんですよ！　酢キャベツは、せん切り（または細切り）したキャベツに塩と酢、好みで粒マスタードを加えて半日寝かすだけでできちゃうし、あとはそれを毎食100g食べるだけですから。ちなみに、私はキャベツのせん切りも面倒でしたから、あらかじめせん切りになっている市販のカットキャベツを使ってつくりました（笑）。

　毎食食べるのも大変じゃなかったですね。量も多くないし、味も好みでした。あの酸っぱさがくせになっ

酢キャベツダイエットで
デブ菌が減って、ヤセ菌が大幅に増えた！

	Before	After
デブ菌	13%	8%
ヤセ菌	39%	64%
体質	やや、やせやすい	やせやすい

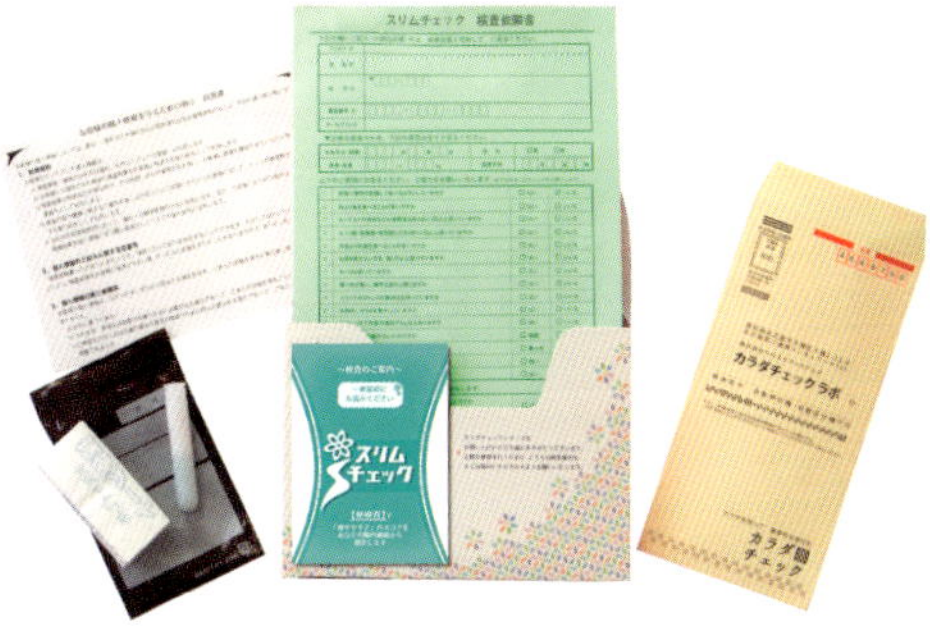

丸山さんが番組で使用した腸内環境の検査キット。採便して郵送するとデブ菌・ヤセ菌のバランスがわかる。「腸内フローラ郵送検査キット スリムチェック」1万2000円・税別（株式会社ヘルスケアシステムズ）

て、間食にも酢キャベツを食べていたくらいです。女性は酸っぱいものが好きな人が多いから、続けやすいんじゃないかな。

あとは先生に教わった、手を上に上げて体を左右に倒す『ぐにゃぐにゃスカイツリー体操』を気がついたときにやって、スナック菓子を我慢しただけ。それ以外は本当にいつも通りで、ストレスとかまったく感じなかったです。

「酢キャベツダイエットは、便秘になるとか、そういう悪い変化がまったくなかった」

――2週間続けてどんな効果がありましたか？

体重が2・5kg、ウエストが約8cmも減ったんです！　体調にも変化がありました。酢キャベツダイエットをはじめたら体調がどんどんよくなったんです。風邪のような症状もなくなりました。あとは、もともと便秘ではないんですけど、お通じがさらにスムーズになったのもうれしかったですね。

酢キャベツダイエットをはじめて2週間後に、番組でもう一度、腸内細菌を調べたんです。そうしたら、デブ菌が減って、その代わりにヤセ菌が25％も増えていることがわかりました。腸内細菌の変化が体型や体調にこんなに影響があるなんてびっくりですよね。

――ほかのダイエットと比べて違いはありましたか？

ダイエットは基本的に何かを過度に制限するもの

2週間の酢キャベツダイエットでこんなに変化が！

体重	59.5kg	→	57kg	マイナス2.5kg！
ウエスト	78.9cm	→	71cm	マイナス約8cm！

じゃないですか。酢キャベツダイエットはそうじゃない。

ほかのダイエットに比べて苦にならないんですよ。だから、続けやすいんです。以前、炭水化物を控えてたんぱく質を積極的にとるダイエットに挑戦したことがあります。確かに体重は減ったんですけど、ひどい便秘になってしまって。あまりに出なくて便秘薬を飲んだほどです。酢キャベツダイエットのときは、そういう「悪い変化」がまったくなかった。今まで試したダイエットのなかで、酢キャベツダイエットが私には一番合っていました。

だから、親や事務所の後輩、仕事でご一緒するスタッフさんにも酢キャベツダイエットをすすめています。私もまた体重が増えるようなことがあったら、酢キャベツダイエットをやろうと思っています。

藤田研究所
「酢キャベツトライアル」レポート

藤田研究所では、モニター5名に2週間酢キャベツを食べてもらい、その効果の検証を行いました。

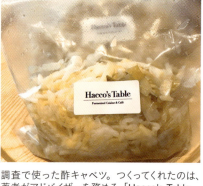

調査で使った酢キャベツ。つくってくれたのは、著者がアドバイザーを務める「Hacco's Table」。問い合わせ：050-5594-7317　https://haccos.com/

尿中の腐敗物質が酢キャベツで減少

5名の被験者に「1日100g」の酢キャベツを2週間食べ続けてもらい、トライアル前後に、腸内環境のチェックを受けてもらいました（トライアル期間中は間食のお菓子のみ禁止）。

酢キャベツは発酵食を上手に利用したカフェ「ハッコーズテーブル」でつくっていただき、腸内環境チェックはヘルスケアシステムズの「腸内環境検査」を使いました。このチェックは番組で使った検査キットと違い、検尿で行うものですが、腸内環境の変化は十分にわ

藤田式・酢キャベツトライアルの検査結果

検査結果

	トライアル前	トライアル後	変動
	インドキシル硫酸濃度（μg/mg・Cr）		
Aさん	41.4（Bランク）	26.6（Bランク）	低下（-14.8）
Bさん	28.7（Bランク）	32.4（Bランク）	微増（+3.7）
Cさん	167（Dランク）	50.3（Cランク）	低下（-116.7）
Dさん	80.3（Dランク）	65.2（Cランク）	低下（-15.1）
Eさん	82.9（Dランク）	72（Cランク）	低下（-10.9）

全体的に数値が改善!!

※インドキシル硫酸は尿中に排出される腐敗物質。腸内でインドール産生菌によりインドールが増えると、血管・内臓にダメージを与えるほか、さまざまな健康への悪影響が起きると考えられている。

かります。

検査で指標としたのは、尿中のインドキシル硫酸濃度です。この数値が低くなるほど、腸内の腐敗物質が減り、腸内の環境が改善されたことを意味します。上の表ではBさんのみ微増していますが、もともと腸内環境検査の数値が良かったので、現状維持と考えられ、全体として、酢キャベツの効果がはっきり認められたといえます。

参加者の声

「酢キャベツトライアル」に挑戦してくれたモニターの方に、率直な感想をうかがいました。

体重や体調に関して

- ウエストまわりのお肉が減った
- 体重が減った（マイナス1.6kg）
- 体の調子がよいと感じた

食事の意識について

- 食事に対する意識が変わった
- 酢キャベツをとることで全体の食事量が減り、パンや米などの主食を進んで食べたいと思わなくなった

便通に関して

- 便通が毎日続いてあった
- もともと便秘ではないものの、以前より排便がスムーズで量も増えた

酢キャベツについて

- おいしく続けられた
- 肉料理や汁物にもよく合って飽きなかった
- 思ったより酸っぱかったのでアレンジして食べた。
- 後半ちょっと飽きた。

やってみよう!!

腸活チェック

わざわざ病院に行かなくても、キットを買って郵送するだけで腸内環境がわかります!

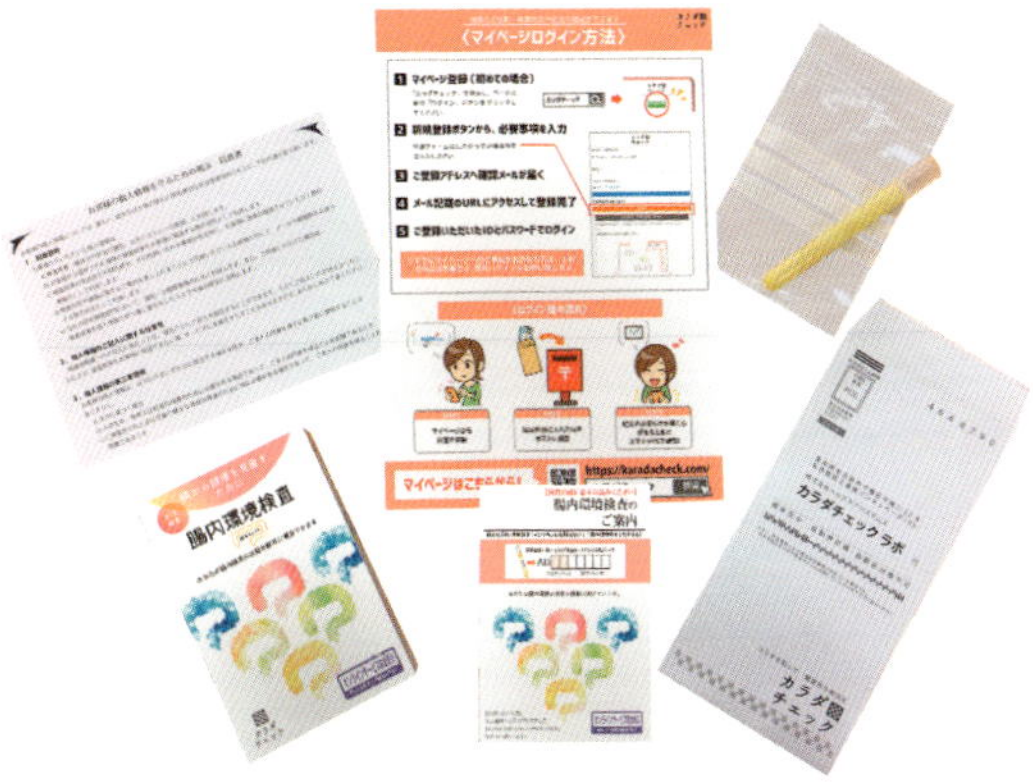

病院に行かずに腸内の状態がわかる

郵送で検便または検尿を行うだけで、自分の腸内がどう変化したのかを知ることができます。丸山桂里奈さんのチェックは検便による「スリムチェック」を、10~12ページの検査は検尿による「腸内環境検査」というキットを利用しています。「スリムチェック」のほうがヤセ菌の割合などまで細かくわかりますが、安価な「腸内環境検査」でも十分。付属の採尿容器に尿を入れて郵送すると、1週間ほどで、スマートフォンなどの「マイページ」に検査結果が送られてきます。

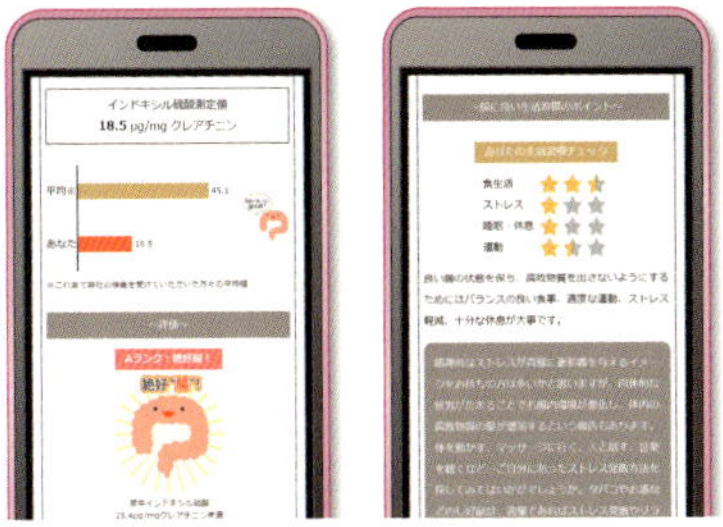

腸内環境検査　腸活チェック
2750円・税別（株式会社ヘルスケアシステムズ）
検尿→郵送で手軽に腸内環境をチェックできます。amazon、楽天などで購入可能。
問い合わせ：050-3640-3595
https://hc-sys.com

目次

第一章
効果抜群!! 酢キャベツダイエットの方法

第二章

万病に効く!! 腸内環境改善のススメ

第三章

飽きずに食べられる!! 酢キャベツレシピ15品

第一章

効果抜群!!

酢キャベツダイエットの方法

デブ菌とヤセ菌のバランスを上手にコントロールできれば、人は太ることもなく、太っている人は自ずとスリムになっていきます。ダイエットとリバウンドの悪循環から解放され、健康的に美しくやせるために、腸内細菌をコントロールする術を身につけましょう。

デブ菌に占拠されていませんか？

「食事制限をしてもやせない」その理由はデブ菌にあり！

腸内細菌のなかには、「フィルミクテス門」というグループに属する細菌たちがいます。私はこのグループの細菌たちを「デブ菌」と呼んでいます。デブ菌は、糖質が大好物です。宿主がものを食べると、そこから糖質を強くとりたてて、腸から吸収させるのです。デブ菌が腸のなかで多くなってしまうと、たとえ食事制限をしても太りやすくなります。体のなかで使われなかった糖質がどんどん脂肪に変換され、それがやがてぜい肉になって体に蓄えられてしまうからです。

デブ菌の働きを食い止めるためには、「ヤセ菌」を増やすことが唯一の方法です。ヤセ菌は、「バクテロイデス門」と呼ばれる腸内細菌のグループです。このグループは、デブ菌のように食べ物から糖質を強くとりたてることをしません。そのため、ヤセ菌が腸のなかで優勢になっていると、糖質の吸収率が低くなり、太りにくくなるのです。

デブ菌セルフチェック

下記の項目のうち当てはまるものをチェックしてください。
4個以上当てはまる人は、デブ菌が優勢の可能性大！

- ☐ 少食なのにやせない
- ☐ ダイエットしてもやせにくい
- ☐ 発酵食品はあまり食べない
- ☐ 油っこい食べ物が好き
- ☐ 肌の調子が悪い
- ☐ 大便・おならがとてもくさい
- ☐ 便秘あるいは下痢になりやすい
- ☐ ごはんや麺類をよく食べる
- ☐ 風邪を引きやすい
- ☐ あまり運動していない

高食物繊維の食事で腸内のヤセ菌を増やす

ヤセ菌の大好物は、低糖質・低脂質・高食物繊維の食べ物です。とくに食物繊維はヤセ菌を増やしてくれるうえに、腸内細菌がこれをエサにしていると「短鎖脂肪酸」という栄養素をつくり出すようになるのです。

短鎖脂肪酸には、「脂肪細胞が脂肪をため込まないようにして肥満を防ぐ」「食欲を抑えるよう脳に働きかける」「全身の代謝を活発にし、脂肪の燃焼をうながす」といった働きがあります。ヤセ菌と短鎖脂肪酸を増やすことが、ダイエットの一番の近道なのです。

酢キャベツがヤセ菌を増やす

キャベツを毎日食べて若返りをはかる!

毎日食べることでヤセ菌と短鎖脂肪酸を増やし、細胞レベルからの若返りを期待できる野菜があります。それがキャベツです。キャベツには、水溶性と不溶性の2種類の食物繊維がバランスよく含まれており、ヤセ菌のすばらしいエサになるとともに、腸内環境を整える作用があります。

また、キャベツは抗酸化作用の高い野菜です。人の体内では活性酸素という物質が発生しています。活性酸素は細胞を劣化させ、がんや動脈硬化症、脳卒中、心筋梗塞など現代人に多い病気を起こす原因になることがわかっています。キャベツは、この活性酸素の働きを抑える強い抗酸化作用を持つのです。

左上の図は、米国の国立がん研究所ががんを予防する食品をまとめた「デザイナーズフード・ピラミッド」です。キャベツはニンニクに次ぐナンバー2! 毎日食べることで、がんを予防しつつ細胞の劣化も防げるのです。

デザイナーズフード・ピラミッド

がん予防の可能性がある植物性食品　米国国立がん研究所（NCI）の研究より

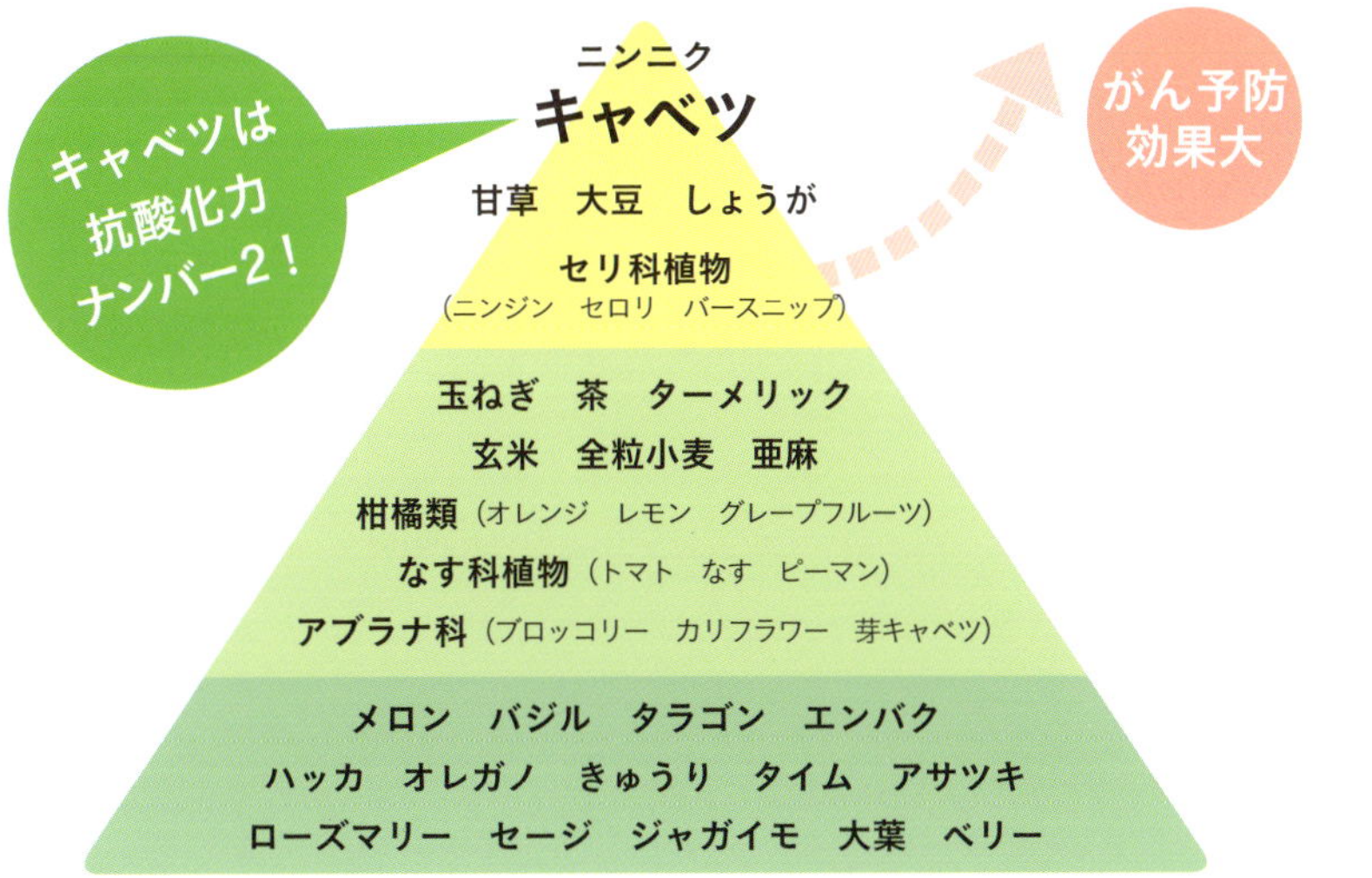
キャベツは
抗酸化力
ナンバー2！
ニンニク
キャベツ
甘草　大豆　しょうが
セリ科植物
（ニンジン　セロリ　パースニップ）
がん予防
効果大
玉ねぎ　茶　ターメリック
玄米　全粒小麦　亜麻
柑橘類（オレンジ　レモン　グレープフルーツ）
なす科植物（トマト　なす　ピーマン）
アブラナ科（ブロッコリー　カリフラワー　芽キャベツ）
メロン　バジル　タラゴン　エンバク
ハッカ　オレガノ　きゅうり　タイム　アサツキ
ローズマリー　セージ　ジャガイモ　大葉　ベリー

短鎖脂肪酸を含む酢がキャベツと相乗効果を発揮

調味料のなかにも健康増進によいものがあります。その一つが酢です。ダイエットの万能成分である短鎖脂肪酸は、実は酢にも含まれているのですが、「酢でとる短鎖脂肪酸」と「食物繊維から腸内細菌がつくり出す短鎖脂肪酸」では働き方が異なり、一緒に摂取することで相乗効果を発揮します。

そこで私が考案したのが「酢キャベツ」です。キャベツを酢に漬けて食べるこの一品こそ、デブ菌を減らし、ヤセ菌と短鎖脂肪酸を増やせる最良のダイエット食の一つなのです。

ヤセ菌を増やす！
酢キャベツのつくり方

冷蔵庫に常備し、食前に食べてヤセ菌を増やしましょう。
パパッとつくれば、ダイエットと健康増進に役立ちます。

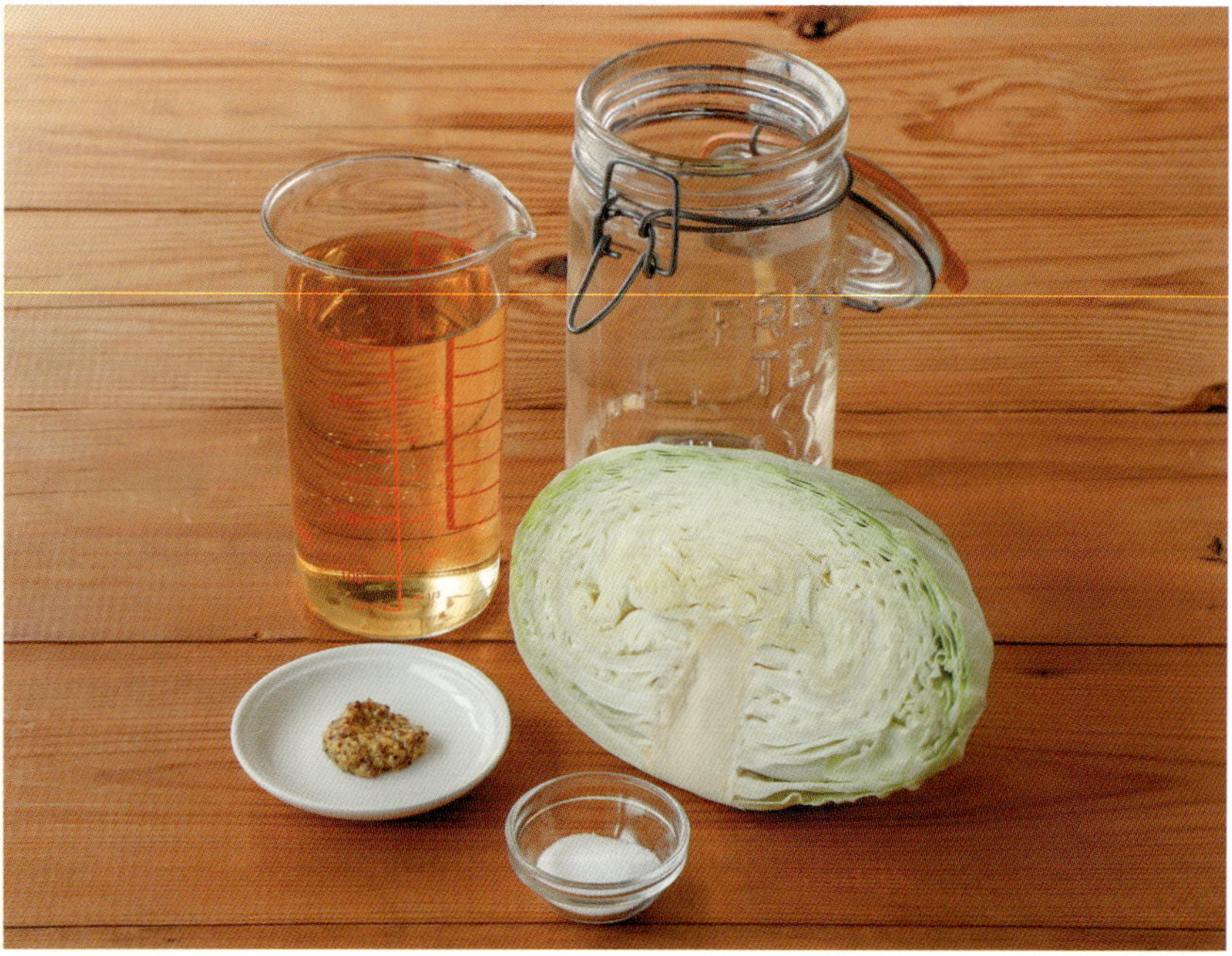

材料　つくりやすい分量

キャベツ ……………… 大1/2玉(500〜600g)
塩 ……………………………………… 小さじ2
(塩の種類は25ページの「ルール4」を参照してください)
酢 ……………………………………… 500mℓ
粒マスタード ……………… 小さじ2(お好みで)
保存用袋 ………………………………… 1枚

※酢や塩、粒マスタードの量はお好みで加減してください。

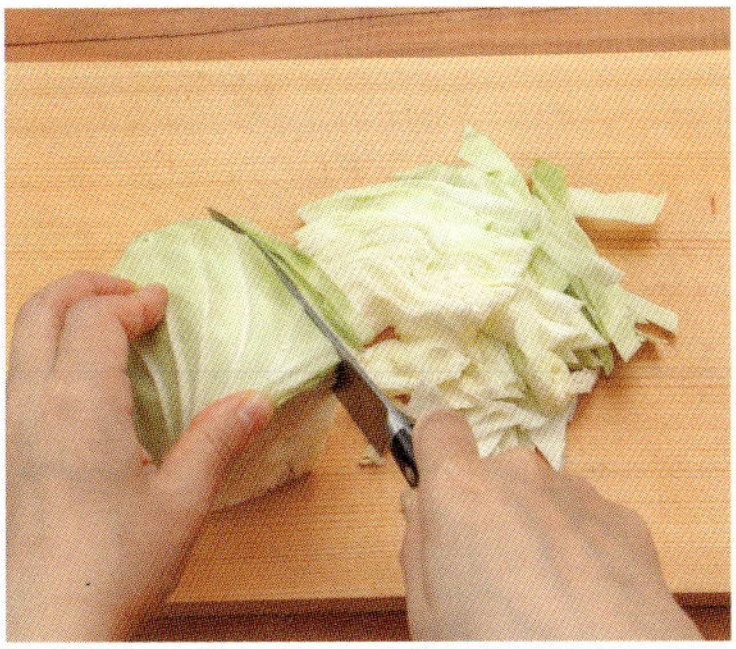

1 キャベツは洗って細切りにする。

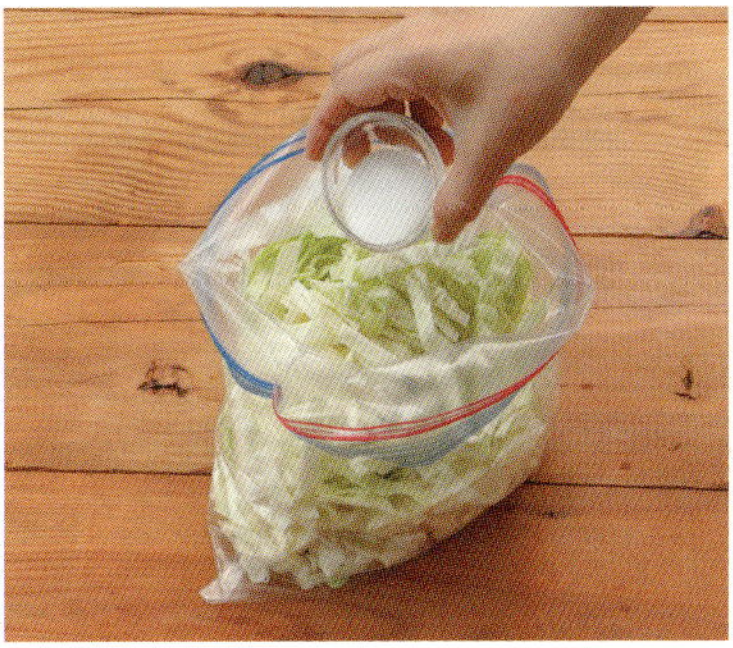

2 保存袋に入れて塩をふり、空気を入れて口を閉じる。

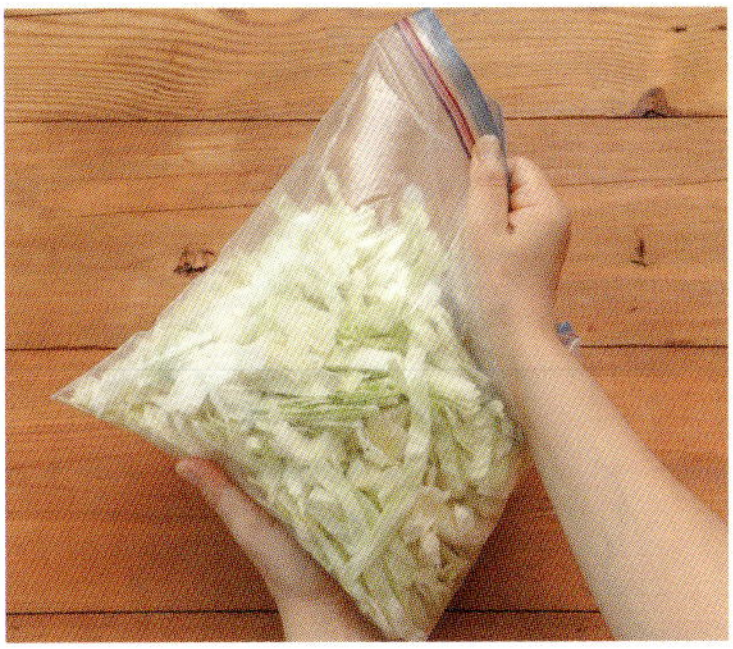

3 袋を上下に振り、塩を全体にまぶす。

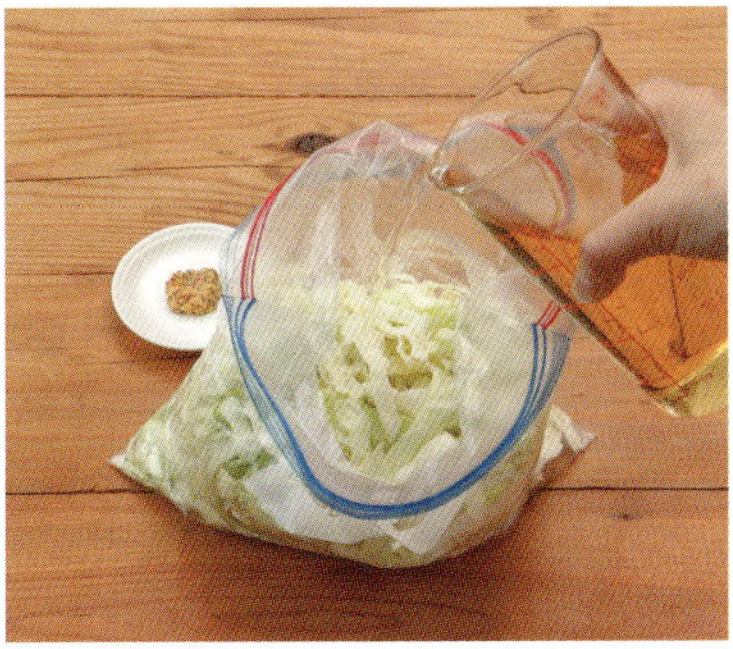

4 袋を開けて酢を注ぎ入れ、空気を抜いて袋を閉じる。

キャベツがしんなりしたら、食べごろ。粒マスタードを加える場合は、酢と同時に好みで加える。

memo

- たくさんつくれば、冷蔵保存で2週間はおいしくいただけます。この場合は、煮沸消毒したビンなどに入れておくと、冷蔵庫内で液だれなどをおこさずに便利です。
- 酢は醸造酢を使ってください。醸造酢には穀物酢、米酢、果実酢、黒酢などさまざまな種類があります。自分に合った酢を見つけて、好みの酢キャベツをつくってみるといいでしょう。

酢キャベツダイエットのルール

酢キャベツをつくったら、いよいよダイエットのスタートです！
ここでは、酢キャベツダイエットの効果を
アップするコツを紹介します。

酢キャベツの基本

食事の前に酢キャベツを小鉢に1杯食べるだけ!

※小鉢1杯
　酢キャベツだいたい100g（酢も入れて）

ルール1 酢キャベツは食事の前に食べる

食物繊維を先にとることで血糖値の急上昇、インスリンの過度の分泌を抑え、余った糖質が脂肪として蓄えられることを防ぎます。

ルール2 キャベツを漬けた酢も一緒に飲む

酢には短鎖脂肪酸が含まれるうえ、血管を健康にし、高血圧を予防する作用があります。

ルール3 目標は1日3食! 難しいときは1日1食でOK

毎日続けることが重要です。食べる回数が増えればそのぶん、効果を早く実感できるでしょう。朝昼晩、いつでも大丈夫です。

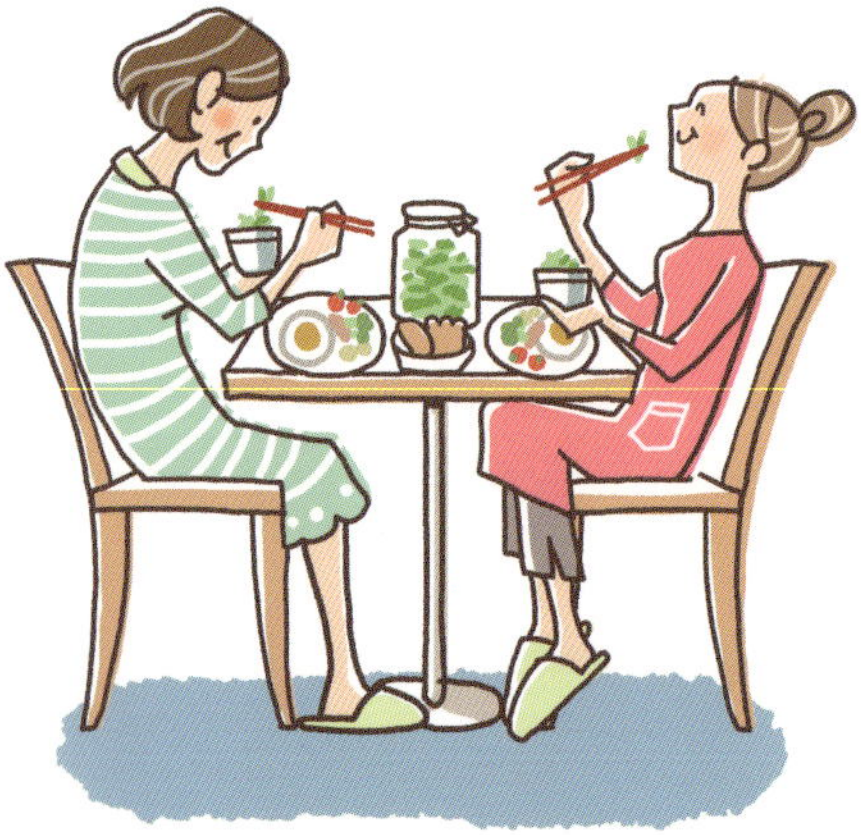

ルール
4
自然の方法でつくられた塩を使う

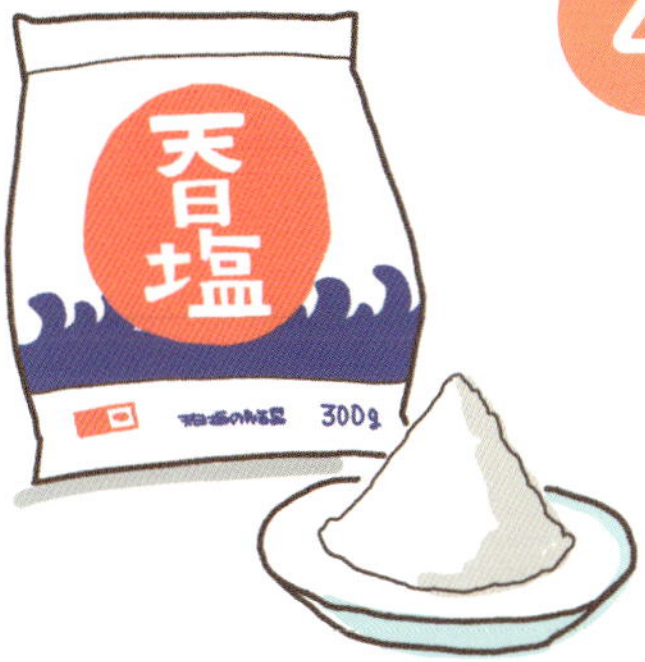

酢キャベツづくりで使う塩は、海水を天日干しでつくった塩や岩塩などを選びましょう。ミネラルが豊富に含まれます。一方、精製塩（食塩）は安価ですが、塩分濃度が非常に高いため、おすすめしません。

ルール
5
間食に糖質の多いものは避ける

食事の合間にお菓子やあめ玉、清涼飲料水、缶コーヒーなどの間食はやめましょう。空腹時に糖質の多いものをとるのは、デブ菌に無造作にエサをあげるようなもの。ヤセ菌の働きも阻害します。間食したいときには、ゆで卵やピーナッツなど糖質の少ないものを。酢キャベツを食べれば◎。

ルール
6
“白い主食”は控えめにする

白米やパン、うどん、ラーメン、パスタなど、食物繊維をとり除いた白い主食はできるだけ控えましょう。糖質の塊のようなそれらの食べ物は、デブ菌のかっこうのエサになります。

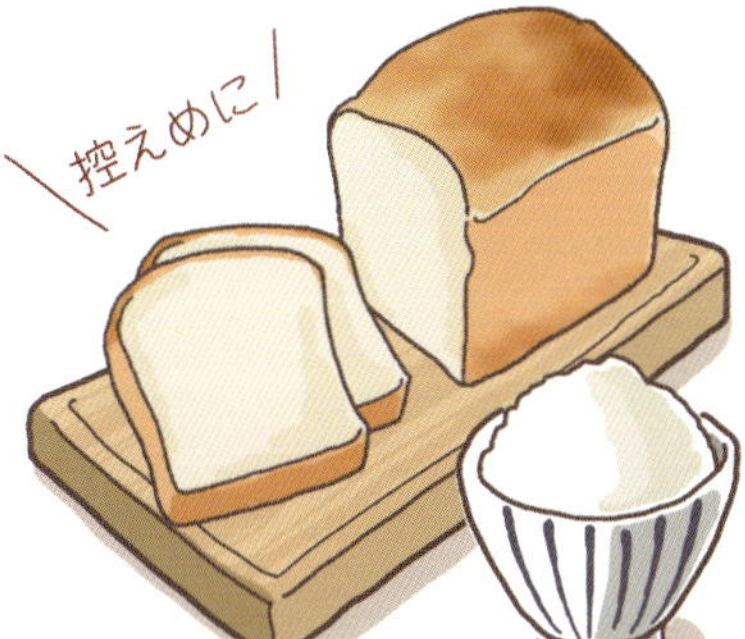

➡白い主食をどうしても食べたいときは38ページをチェック！

酢キャベツのうれしい効果❶

ダイエット効果

心身へのストレスなく若々しく美しくやせていく

ダイエットの本来の意味は、「体調維持のための食事制限」。その成功とは、ぜい肉を落とすことで今より健康に若々しくなることを指します。むりな方法で極端にやせて不健康になったり、肌の老化を起こしたり、ストレスを感じたりするような健康を害する方法は、本当の意味でのダイエットではないのです。ダイエットは、楽しくおいしく徐々に体重を減らしていくのが一番。たとえば1カ月に1kgというスローペースでやせていくほうが、リバウンドもせず、結果的に成功しやすいということを覚えておいてください。

酢キャベツダイエットは、ヤセ菌のサポートを得てやせていく方法です。ダイエット初日、あなたの腸のなかでは、ヤセ菌の働きが活発になり、それまでわが物顔に振るまっていたデブ菌の活動が抑えられていきます。そうやって腸内細菌の勢力図をだんだんと塗りかえていきましょう。

酢キャベツでむりなくやせる！

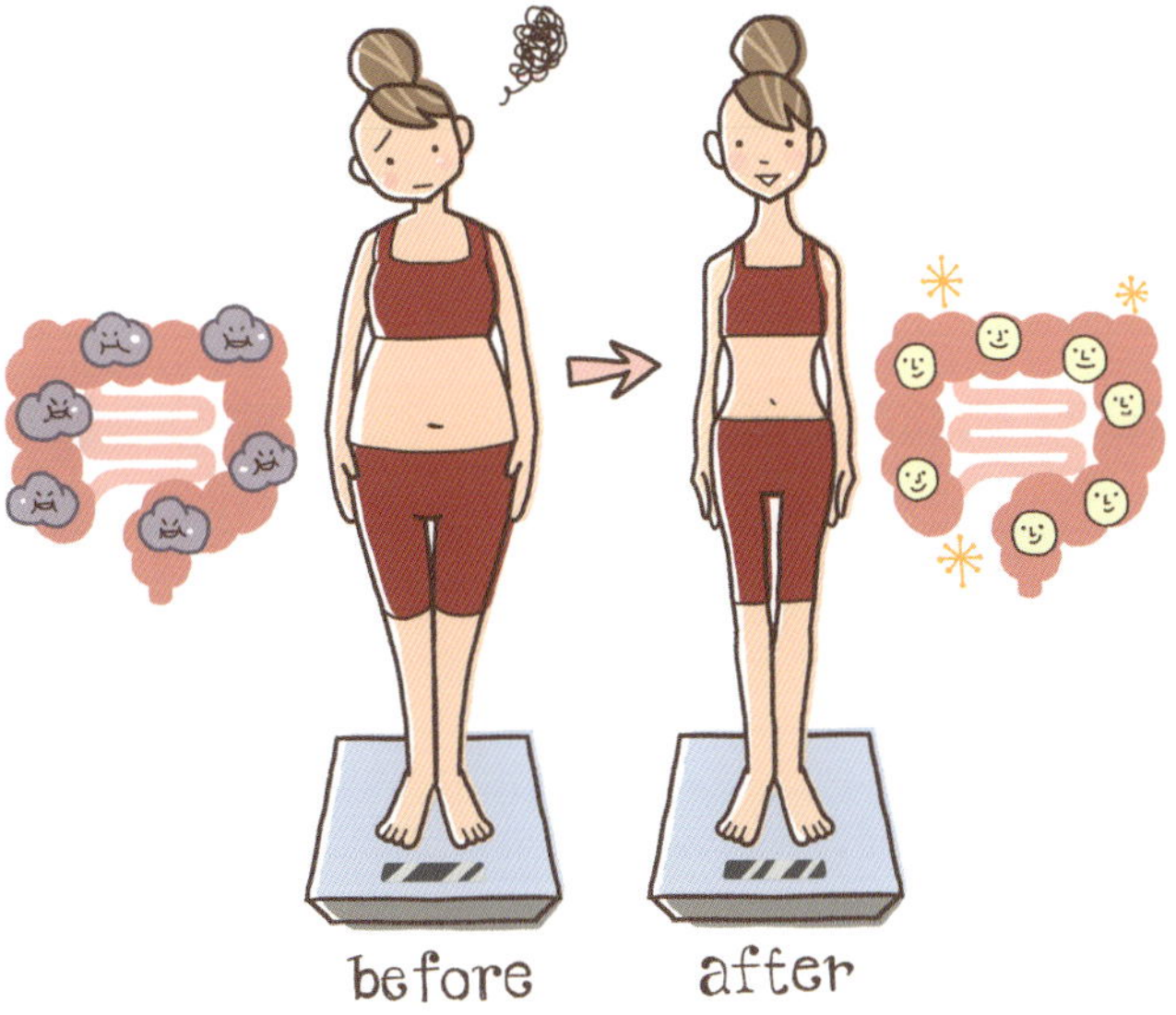

焦り、あきらめは禁物
ヤセ菌のパワーを信じよう

1日3食の酢キャベツとゆるやかな糖質制限を続けていくと、約2週間で腸内環境がヤセ菌優勢に変わります。体重が落ちてくるスピードは人によって違いますが、ほとんどの場合、このころから効果が出ます。糖質の吸収が抑えられるので、体は蓄えられている脂肪をエネルギー源として使い始めます。そうやって1カ月に1～2kg、リバウンドを起こさず、シワもたるみもつくらず、ゆるやかだけれども最良のペースで体重を落としていくことが大事です。

酢キャベツのうれしい効果❷

がん予防

毎日のキャベツががん細胞の発生を抑制

今、日本人の2人に1人が生涯のうちにがんになり、3人に1人が命を落としていると推計されています。がん対策として第一に語られるのは定期検診。でも、私は1日3食、酢キャベツを食べるほうが予防になると考えます。定期検診は発症したがんを見つける検査。一方、酢キャベツにはがん細胞の発生を防いで、発症を未然に防ぐ作用が期待できるからです。

私たちの体内では、1日に数千個から1万個ものがん細胞が生まれていることをご存じでしょうか。がん細胞は、活性酸素を浴びて劣化した正常細胞が突然変異することで、出現してきます。化学合成された食品添加物、電磁波、農薬、大気汚染、タバコの煙、抗菌剤や殺菌剤、水道水に含まれる塩素やトリハロメタン……。これらは活性酸素を発生させる原因になります。そして、こうしたものと接触しやすい日常を送っている人ほど活性酸

野菜汁を飲んだマウスのTNF値

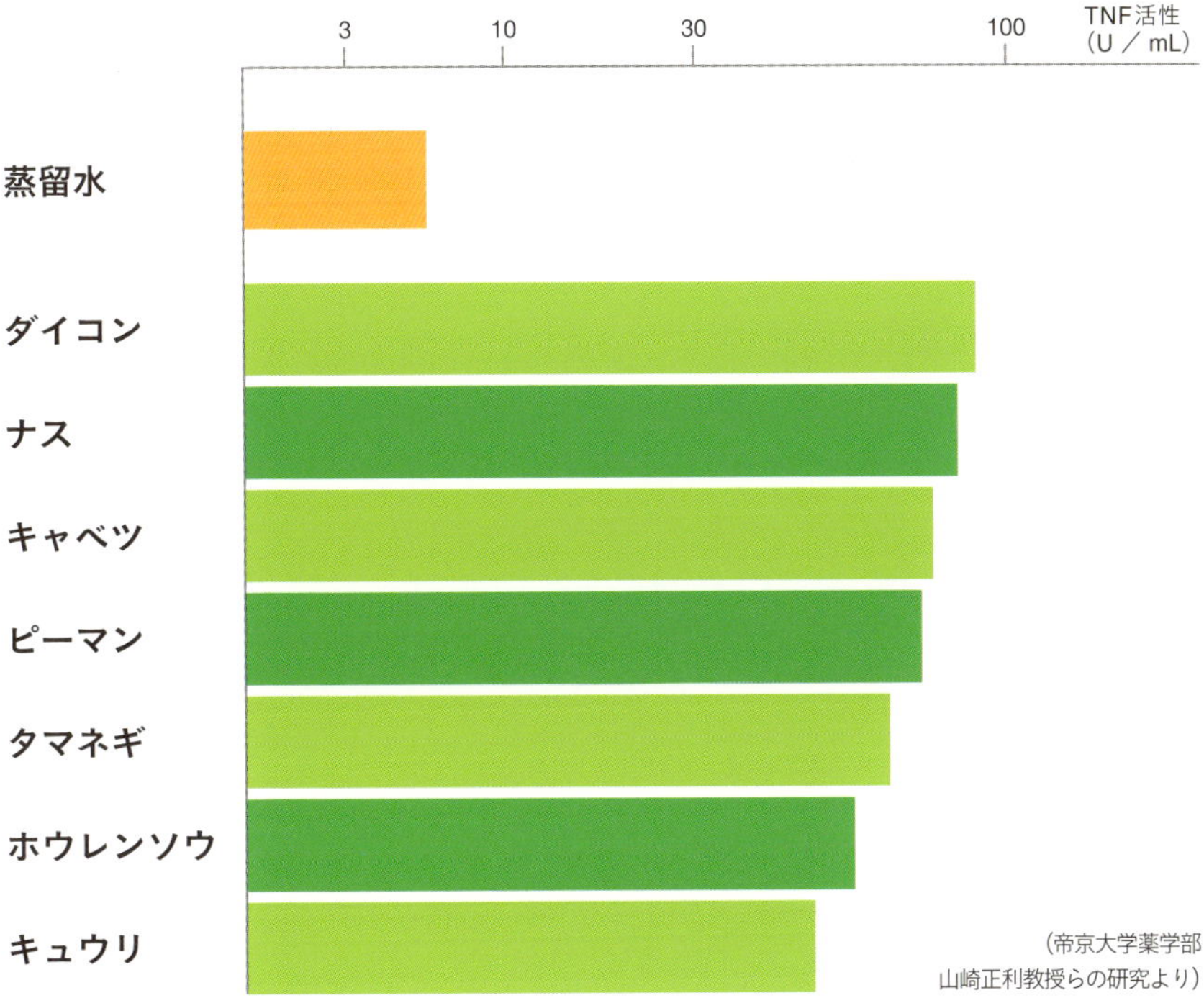

（帝京大学薬学部
山崎正利教授らの研究より）

素の発生量が増え、がん細胞を発生させやすいのです。

キャベツの抗酸化力についてはまえにもお話ししましたが、帝京大学薬学部の山崎正利教授は、マウス実験で、キャベツなどの淡色野菜が血液中のがん細胞を殺す働きを持つTNF（腫瘍壊死因子）活性を、激増させることを確認しています。その力とは、免疫力を増強させてがんに対抗する薬と同じだけの効力を示したのです。なかでも毎日たくさん食べやすいキャベツは最高の食材といえます。

酢キャベツのうれしい効果③

高血圧予防

高血圧の予防には、血管の老化を防ぐことが第一。活性酸素は血管を傷つけ、内壁の状態を悪くします。よって、キャベツを毎日とって、抗酸化作用を働かせることが、予防の重要ポイントになるのです。

また、酢を毎日大さじ1杯（15㎖）とると、血圧を下げる効果があることもわかっています。ただ、この効果には持続性がなく、酢の摂取をやめると血圧はもとに戻ってしまいます。だからこそ、血圧の安定には毎日酢キャベツを食べるとよいのです。

日々の酢キャベツが血管を守って血圧を下げる

血圧とは、心臓が大動脈へ血液を送り出したときの圧力のこと。加齢とともに血圧が高くなるのは、血管の劣化や老化によって血液が流れにくくなり、そのぶん、血管に強い圧力をかける必要が出てくるからです。高血圧の状態が続くと、血管に与える負荷が大きく、内壁が傷つき、それが脳卒中や心筋梗塞につながっていく危険性を高めます。

酢キャベツのうれしい効果④

糖尿病予防

糖の吸収をゆるやかにし「万病のもと」糖尿病を防ぐ

糖尿病とは、すい臓から分泌されるインスリンの効きが悪くなり、血液中にブドウ糖があふれて全身の血管がもろくなる病気です。日本人はもともとすい臓から分泌されるインスリン量が少なく、糖尿病になりやすいといえます。それにもかかわらず糖質を多く摂取する生活を続けていると、すい臓を疲弊させ、糖尿病のリスクをますます高めることに……。

しかし、食事の最初にキャベツをとると、食物繊維が糖質の急上昇を防ぎ、すい臓の負担を軽減できます。加えて、ヤセ菌の働きによって短鎖脂肪酸が生成されると、腸内ホルモン「インクレチン」の分泌がうながされます。このホルモンはすい臓を刺激してインスリンの分泌をよくする作用を持つのです。また、酢に含まれる酢酸とアミノ酸には糖尿病の予防効果があります。予備軍も含めると、日本人の5人に1人が発症していると推計される糖尿病を、酢キャベツで予防しましょう。

酢キャベツのうれしい効果⑤

脳卒中・心筋梗塞予防

血管の状態を良好に保って動脈硬化のリスクを低減

日本人の死因でがんの次に多い脳卒中や心筋梗塞。これら血管系の病気は動脈硬化症から始まります。動脈硬化症の真の原因物質は、実は、コレステロールや中性脂肪ではありません。コレステロールや中性脂肪が活性酸素を浴びると酸化し、過酸化脂質が発生します。過酸化脂質は毒性がとても強い物質です。血管内に蓄積すると血管を傷つけたり、血管壁を老化させたり、血液の流れを悪くしたりして動脈硬化症を招くのです。

脳卒中や心筋梗塞、動脈硬化症を防ぐには血管の状態を良好に保つことが大事。そして、ここでも酢キャベツが活躍します。キャベツの持つ抗酸化力が活性酸素を無毒化し、過酸化脂質の発生を防いでくれるからです。また、血液中に流れるカルシウム量が多くなりすぎると血管壁に付着し、動脈硬化の原因になります。酢にはカルシウムの吸収率を高める働きがあり、これを防ぐ作用があるのです。

認知症予防

増え続ける認知症は普段の食事から予防できる!

認知症を起こす最大の原因物質の一つは活性酸素です。アルツハイマー型認知症は活性酸素が脳のたんぱく質を酸化させることで、脳血管性認知症は活性酸素が脳の血管を老化させることで起こります。認知症を防ぎたいと考えるなら、酢キャベツのように抗酸化力の高いものを毎日積極的に食べましょう。

キャベツに豊富な食物繊維は、非常に強い抗酸化力を持つ水素の発生にも役立ちます。腸内細菌が食物繊維を消化する際、短鎖脂肪酸とともに水素を発生させます。腸で発生した水素は体内をめぐり、活性酸素と結びついて無毒化してくれるのです。

腸での水素の発生量を増やすには、キャベツなど食物繊維の多い野菜類を食べること。とくに大事なのは水を含むとドロドロのゲル状になる水溶性の食物繊維です。キャベツのほか海藻類、きのこ類、アボカド、納豆、やまいも、オクラ、ニンニクなどに豊富です。

まだある！酢キャベツのうれしい効果

肝臓の疲労回復

お酒をよく飲む人にも、酢キャベツは食べてほしい一品です。キャベツに含まれるビタミンUは、肝臓を活性化して元気にする働きがあります。さらに「抗脂肪肝ビタミン」とも呼ばれるイノシトールには、すでに肝臓に蓄積された中性脂肪を減らす働きも！　一方、酢は肝機能を改善させる働きも持ちます。

便秘解消

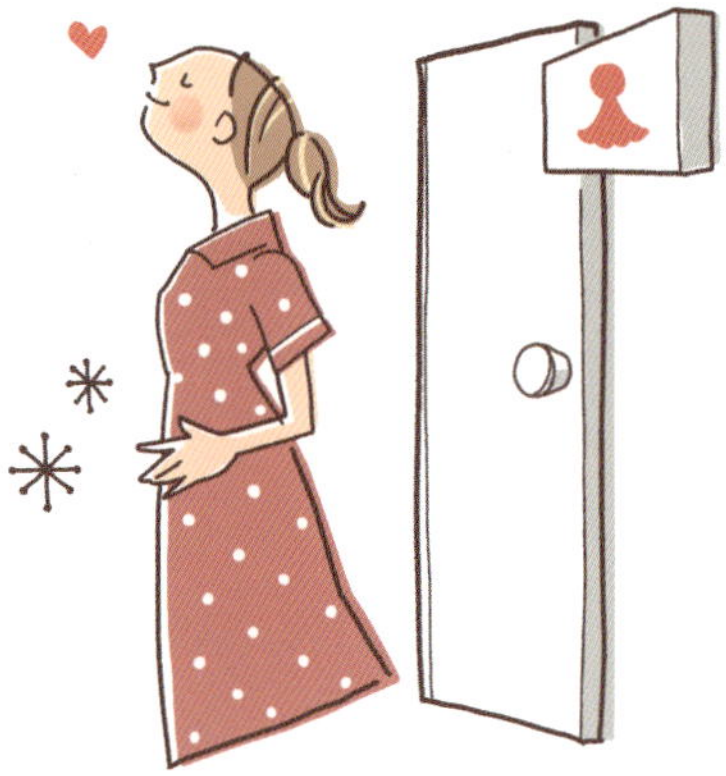

私たちの大便は、水分が約60％を占めています。ですから、便秘症の人には、まずは排便作用の高い硬水（ミネラル含有量が多い水）を1日に2.5ℓ飲むことをおすすめします。あわせて食事前に酢キャベツを約100g食べましょう。酢キャベツを食べるとヤセ菌に加えて善玉菌も増え腸内環境が整います。

食中毒予防

多種多様な細菌が豊富にすむ腸内環境では、たとえ食中毒菌が入ってきても、ほかの菌にたちまち排除されて増殖できないものです。酢キャベツのように食物繊維の豊富なものを毎食とることで、豊かな腸内環境を築けます。また、理化学研究所の研究により、短鎖脂肪酸の一種である酢酸には、腸内細菌の活動を活発化させ、毒素などの侵入を防ぐバリア機能を高める力があることがわかっています。

ホルモン分泌を促進

加齢により男性ホルモンや女性ホルモンの分泌が減少すると、さまざまな不調が現れます。更年期障害はその典型です。そんな不調の改善も酢キャベツにおまかせ！　酢キャベツを食べて腸内環境が整うことでホルモンの分泌が促進され、疲労感やホットフラッシュ、手足の冷え、不眠、イライラなどが軽減されます。

美肌効果

キャベツは美肌づくりに欠かせないビタミンＣを多く含みます。ビタミンＣはメラニンの沈着を防いでシミを予防する作用があるほか、コラーゲンを合成するうえでも欠かせない成分です。また、キャベツは肌の修復や成長をうながすビタミンＢ群も豊富です。

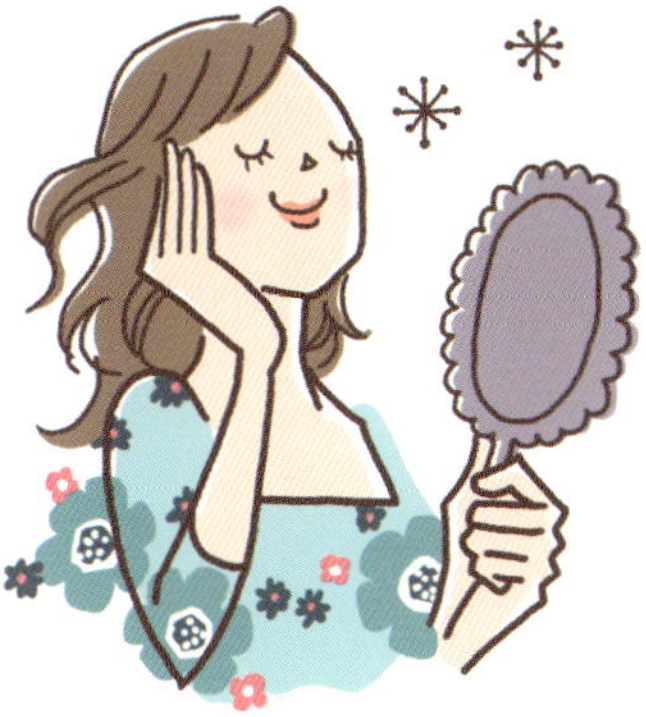

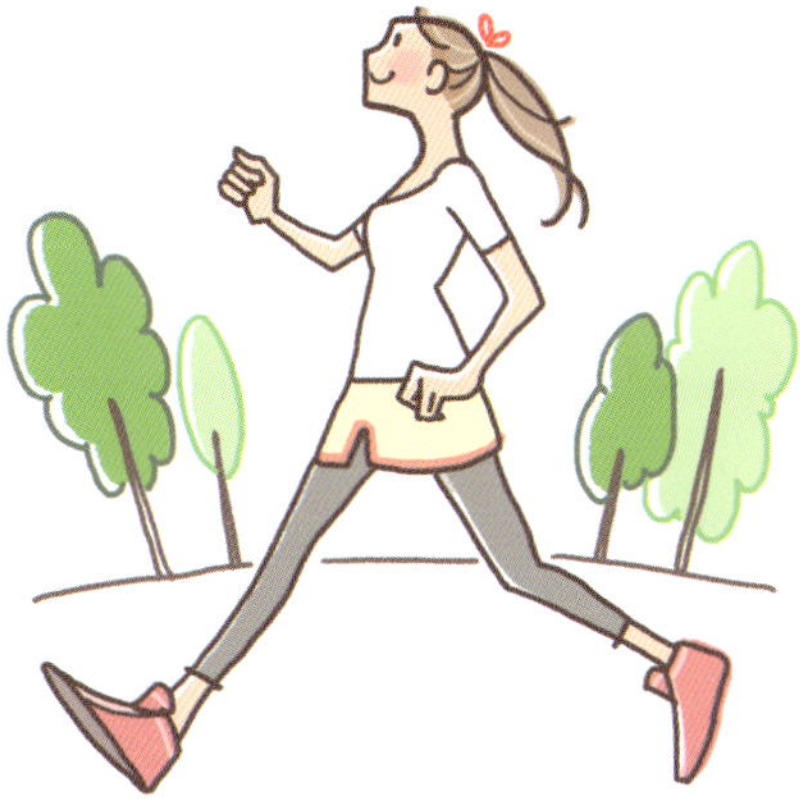

疲労回復

疲労にも酢キャベツは効果を発揮します。酢キャベツを食べることで代謝の活性化も期待できるからです。代謝が活性化されると疲労がたまりにくく、なおかつ、疲労によってダメージを受けた細胞がすみやかに修復されるのです。

酢キャベツのアレンジ法

酢キャベツはそのまま食べるのはもちろん、何かをチョイたし
してもよいし、味噌汁やサラダに加えてもＯＫ。
ハンバーグなどの具材にすれば、さっぱりしあがります。

アレンジ 1
飽きてきたら……
ほかのものを「チョイたし」する

アレンジの例

- 納豆とあえる
- かつお節をのせる
- ツナとあえる
- のりをのせる
- 冷奴にのせる
- しらすをのせる
- 亜麻仁油をかける
- 柚子胡椒をのせる

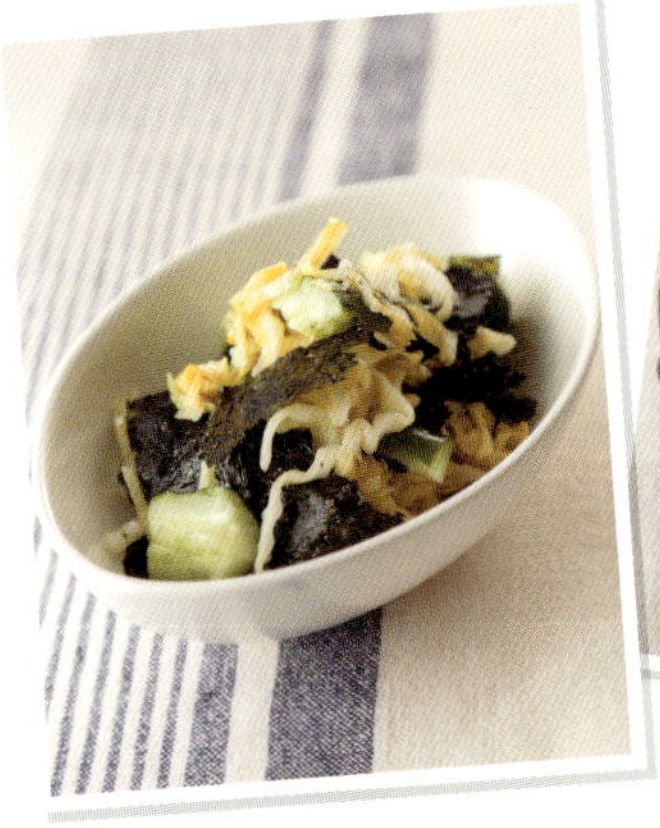
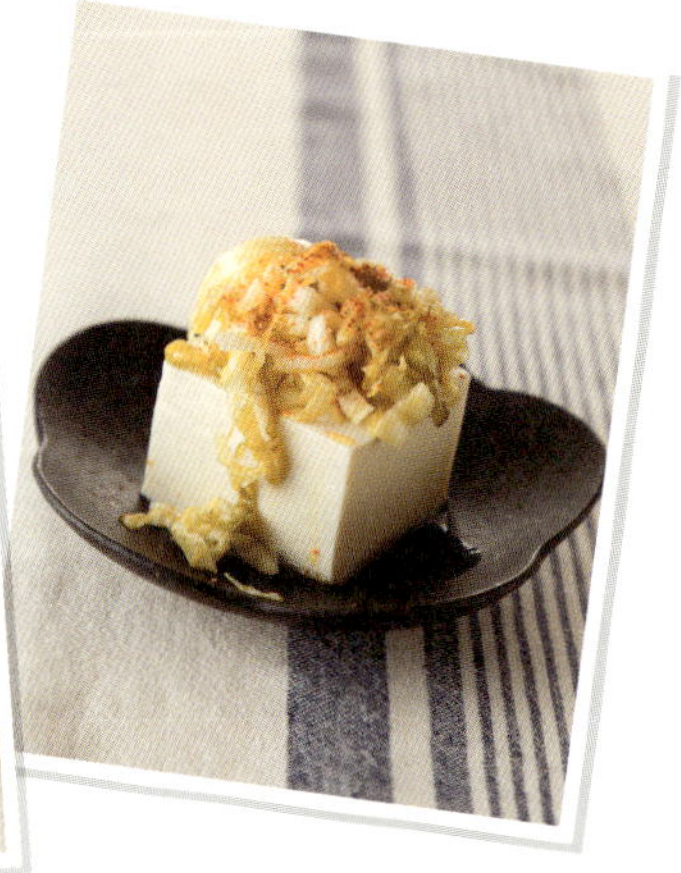

アレンジ
2 飽きてきたら……
ほかのものに「チョイたし」する

アレンジの例

- 味噌汁に入れる
- 鍋に入れる
- カルパッチョに使う
- そうめんや冷やし中華にのせる
- サラダに使う
- サンドウイッチに使う
- ステーキのつけあわせにする

刺し身を皿に並べ、そのうえに酢キャベツをのせ、しょう油と亜麻仁油をかける。シソやみょうがのせん切りをのせると抗酸化力がさらにアップ!

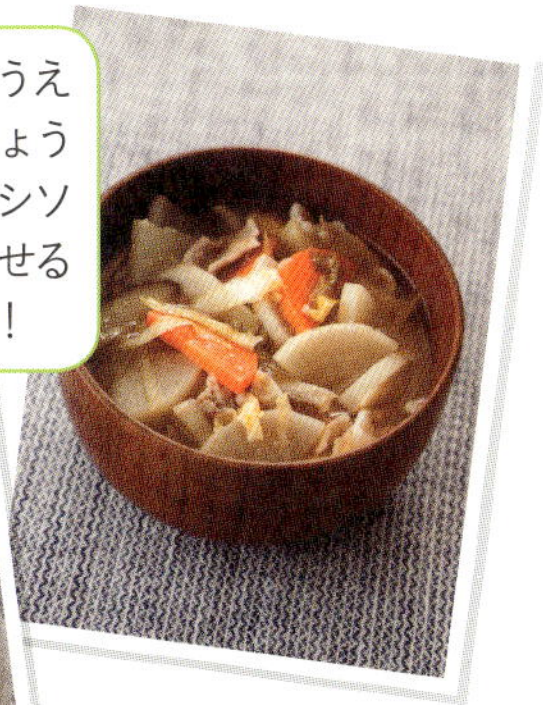

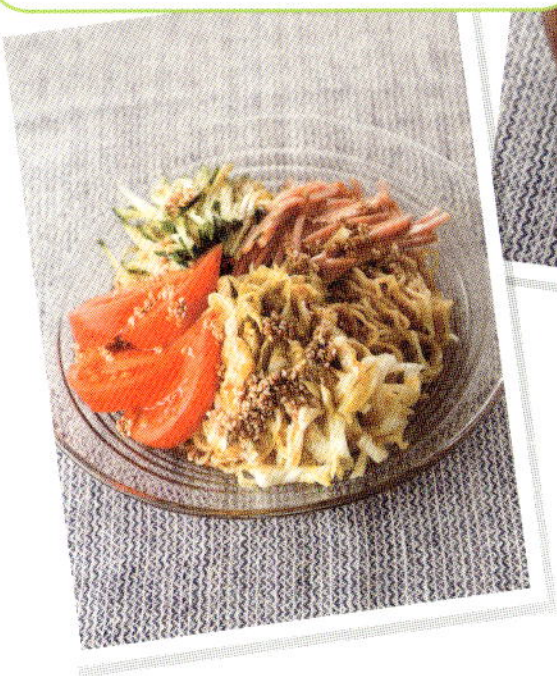

アレンジ
3 飽きてきたら……
調理に使う

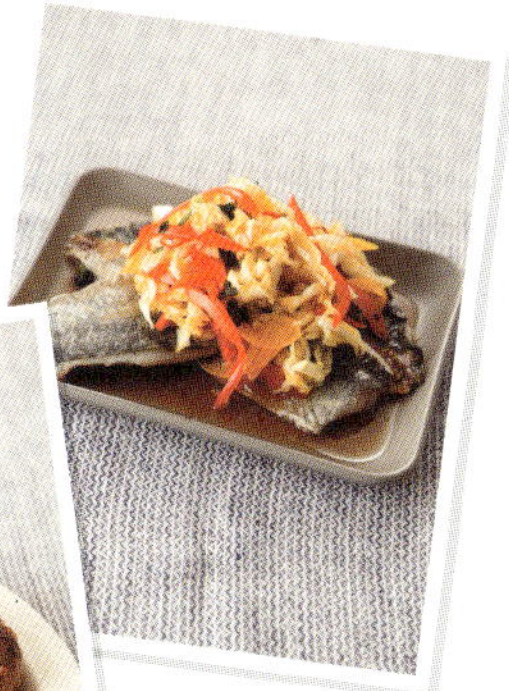

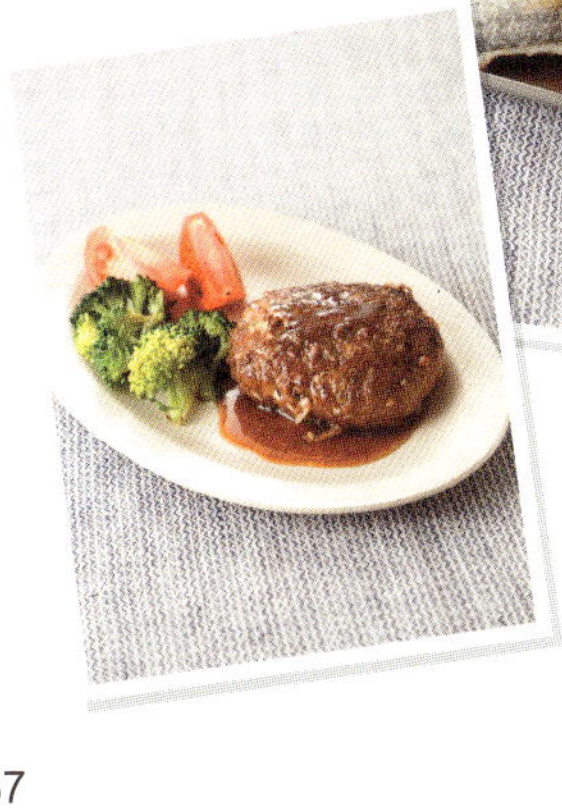

アレンジの例

- ハンバーグや肉団子の具材にする
- 薄切り肉に巻いて、蒸し焼きにする
- 野菜炒めに加える
- あさりの酒蒸しに加える
- 南蛮漬けの具材にする
- 海鮮丼の酢飯に加える
- 酢キャベツのペペロンチーノにする
- 焼きそばに使う
- チヂミに使う

デブ菌＆悪玉菌を増やす食べ物アレコレ

毎日酢キャベツを食べていても、デブ菌や悪玉菌を
異常繁殖させるものを日常的に食べていては効果も半減。
そうしたものはできるだけ避けるのが健康のため。
どうしても食べたいときの対策法をまとめました。

ステーキ、ハンバーグなどの肉料理

デブ菌や悪玉菌は、動物性の脂肪が大好き。肉料理を毎日のように食べていると、デブ菌が増えて太りやすく、やせにくい体になります。

どうしても食べたいときは

- 肉料理は週に2回ほどにし、ほかの日は魚をメインにする
- 肉を食べる日には、酢キャベツをいつもより多めに食べる

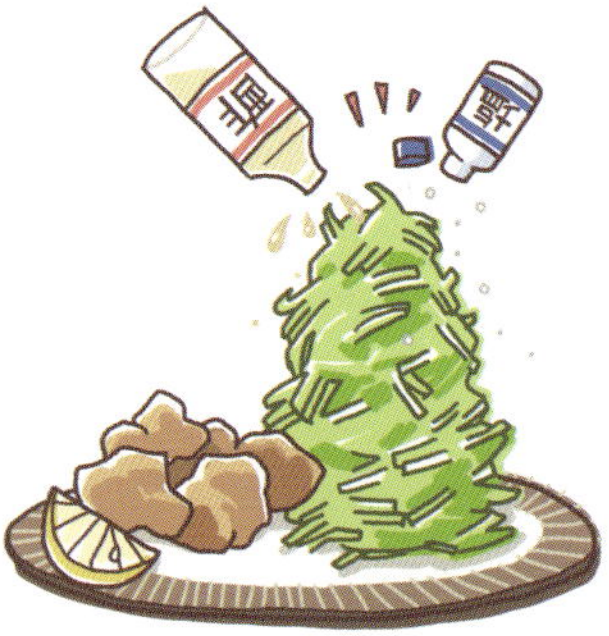

唐揚げやトンカツなどの揚げ物

何度も使った揚げ油や、大量生産の油には、トランス脂肪酸が含まれます。これは「プラスチック・オイル」とも呼ばれ、腸や人体の細胞を傷つけ、酸化を促進します。認知症の原因物質になるともいわれます。

どうしても食べたいときは

- 自宅で良質の油で揚げてすぐに食べる
- 油を何度も使い回ししていないような料理屋さんで食べる
- 揚げ物を食べるときには、その倍の量のせん切りキャベツに酢と塩をかけて食べる

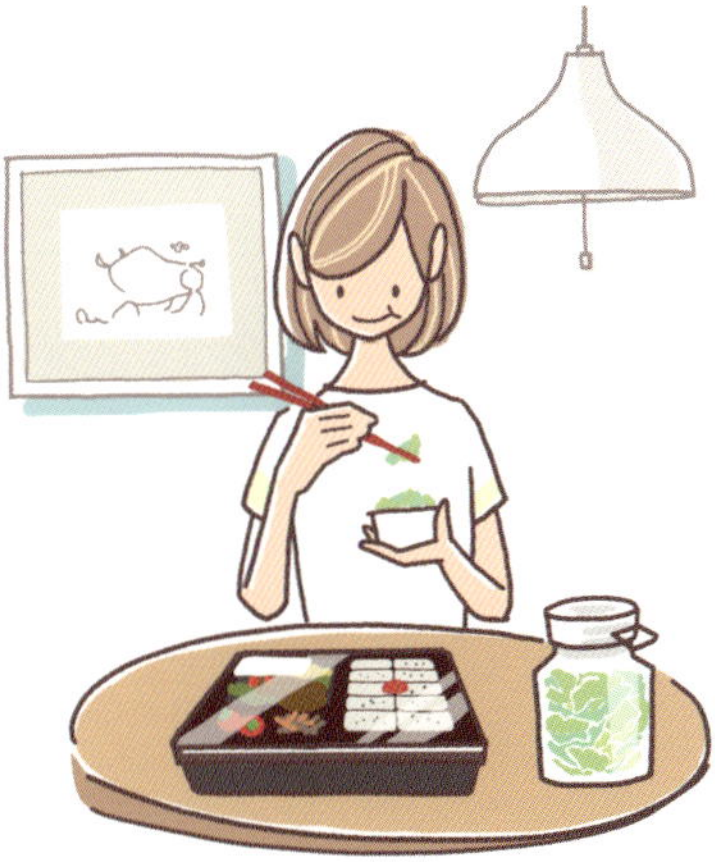

白米やうどん、ラーメン、パスタ、パン、砂糖などの糖質

デブ菌は糖質の豊富な食べ物が大好物です。とくに白米やパン、うどん、パスタなど食物繊維を削ぎ落とした白い主食や、小麦粉や白米を使ったお菓子、砂糖は、デブ菌のかっこうのエサになります。

どうしても食べたいときは

- 主食は、玄米や十割そば、全粒粉のパンなどにし、少なめの量をよく噛んで食べる
- 酢キャベツやサラダ、温野菜を食事の前半で食べ、主食は食事の後半でとる

食品添加物を含む加工食品、お惣菜、お弁当

食品添加物の多くは化学合成品であり、活性酸素を発生させる原因に。また、保存料や日持ち向上剤など、細菌の増殖を阻害する添加物は、腸内細菌の生息環境を荒らします。

どうしても食べたいときは

- 食品添加物を含む食べ物はできるだけ避ける
- 食品添加物を含むものを食べるときには、先に酢キャベツを多めに食べる

キャベツ&酢の代用レシピ

「酢キャベツのつくり置きがなくなってしまった」「しばらく酢キャベツをお休みしたい」というときは、キャベツと酢、それぞれを別々に食べて、両者のパワーをうまく摂取しましょう。

キャベツ

生で食べる

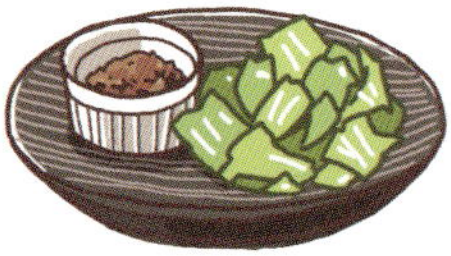

キャベツには免疫力を高め、コラーゲンの生成に働くビタミンCが豊富。ただし、ビタミンCは水に溶け出しやすいので、風邪を予防したいとき、美肌づくりに役立てたいときには、生のまま食べるのがポイント。

食べ方

せん切りで塩・こしょう、酢をかける／葉を大きめにちぎって生味噌をつける

加熱する

ビタミンCは熱に弱いため、炒めるなど加熱すると壊れてしまいます。ただ、キャベツを煮ると抗酸化物質を摂取しやすくなるというメリットもあります。

食べ方

キャベツたっぷり豆乳鍋／キャベツとわかめの味噌汁など煮込み料理にし、汁まで飲み切る

酢

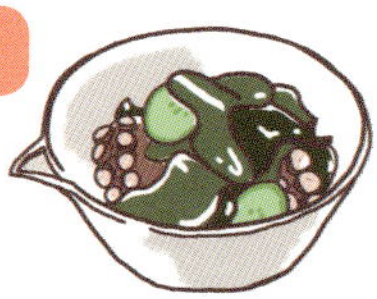

酢の物を食べる

「酢キャベツばかりでは飽きる」という場合には、ほかの酢の物に置き換え、短鎖脂肪酸の生成をはかっていきましょう。食べ方は「酢＋水溶性食物繊維」がポイントです。なお、酢は、原液のまま飲んではいけませんが、野菜などを漬け込んだ酢であれば、野菜のエキスが流れ出ていて、酸が弱まっているため、飲んでも大丈夫です。

食べ方

酢＋海藻類＋しょう油／酢＋加熱したきのこ＋しょう油／酢＋オクラのみじん切り＋しょう油／酢＋納豆＋からし／バルサミコ酢＋アボカド＋塩＋亜麻仁油

※酢の種類は穀物酢、リンゴ酢、黒酢などお好みで。

第二章

万病に効く!!

腸内環境改善のススメ

「糖質が多い」「脂質が多い」「食物繊維が少ない」という高糖質・高脂質・低食物繊維の食べ物は、デブ菌を増やすだけでなく、腸内環境全体の悪化を招きます。さらに、腸内環境の悪化は、アレルギーやプチうつといった心身のトラブルの原因にもなりえるのです。

「腸もれ」の人が増えている!

腸の小さな穴から腸内細菌がもれている

腸にトラブルを抱えている人が増えています。2014年には、順天堂大学とヤクルト中央研究所の研究グループが「人の血液中を生きた腸内細菌がめぐっている」というとても衝撃的な研究報告を発表しました。いうまでもなく、腸内細菌は本来は腸にいるべき存在。それが血液中に流れ出てしまっているのは、目に見えないほど小さな穴が腸にあき、「腸もれ」を起こしているためです。

腸もれは欧米では「リーキー・ガット・シンドローム」と呼ばれています。件の研究では、健康な人でも50人に2人、糖尿病患者の場合は50人に14人の血液中から、生きた腸内細菌が見つかったといいます。

腸もれによって血管内に入り込むのは腸内細菌だけではありません。未消化の栄養成分、毒素、腐敗物、微生物、病原体など、本来はもれ出してはいけないものが血液にのって体中をめぐり、体のあちこちで炎症を引き起こし

細菌や毒素が腸の穴から血液へ

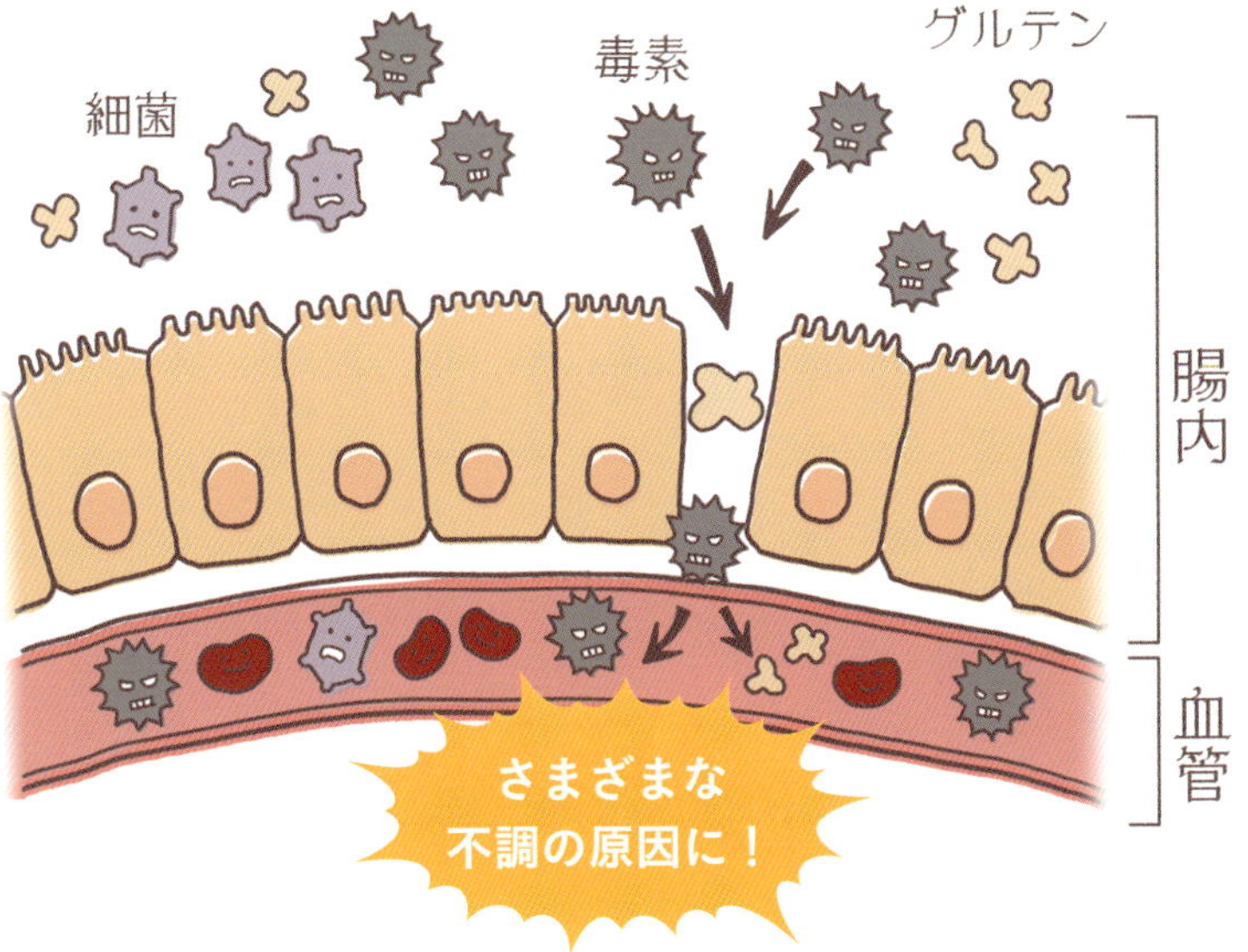

ます。

腸もれによる炎症が心身のトラブルを招く

この炎症こそが万病のもとになっていることが最近の研究からわかってきました。疲労感や倦怠感、口内炎、鼻炎や皮膚炎、がん、心筋梗塞や脳梗塞、うつ病、認知症などの発症にも炎症は深く関わっています。

腸は健康維持の中心です。腸内環境を良好に保ち、腸もれが起こらない健康な腸壁を築くことができれば、日々を健やかに過ごせます。そのためにも、酢キャベツを食べる習慣をぜひ身につけましょう。

腸内細菌の種類

デブ菌、ヤセ菌はともに日和見菌の仲間

私たちの腸には、およそ200種100兆個という数の腸内細菌がすんでいます。そんな細菌たちがつくる集落は、色鮮やかで、お花畑のような美しさです。そこで、腸内細菌叢《そう》全体は「腸内フローラ」という名で呼ばれています。

腸内フローラを形成するグループは主に四つ。専門的な用語で少々難しいのですが「フィルミクテス門」「バクテロイデス門」「アクチノバクテリア門」「プロテオバクテリア門」にわけられます。このうち、フィルミクテス門のグループを「デブ菌」、バクテロイデス門を「ヤセ菌」と呼んでいるわけですが、この二つのグループは、従来の分類では「日和見菌」に属します。日和見菌とは、その名の通り、健康的なときはおとなしくしているのに、体が弱ったりすると、腸内で悪い働きをする仲間たちです。この日和見菌こそが、腸内の最大勢力であり、全体の約7割を占めます。

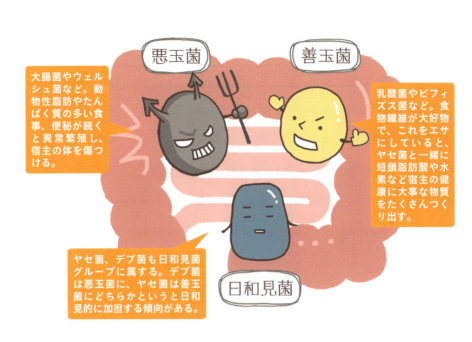

酢キャベツを食べて理想の腸内環境をめざす

善玉菌とは宿主の健康によい働きをするグループであり、アクチノバクテリア門に該当します。一方、悪玉菌とは、腸内で優勢になると有害物質を発生して、宿主の健康を害する菌のグループで、プロテオバクテリア門が悪玉菌に該当します。

人がもっともやせやすく、健康でいられる腸内フローラは、「日和見菌7割、善玉菌2割、悪玉菌1割」。この腸内細菌の黄金比をめざしていくと、非常によい健康状態を築くことができます。

悪玉菌も必要です!

悪玉菌の〝悪玉化〟は私たちが原因だった

「悪玉菌」と呼ばれる菌も、実は、健康維持に大いに役立っています。たとえば、悪玉菌の代表格と称される大腸菌は、病原体などの敵が外から侵入してくると、いち早くその退治に働く番兵のような働きをします。また、ビタミン類を合成する働きも担っています。

悪玉菌が悪さをするのは、数を異常に増やしてしまったとき。こうなると、人体の細胞を傷つけ、がん細胞の発生をうながす腐敗物質や腐敗ガスをつくり出すようになるのです。

悪玉菌の異常繁殖は、便秘、動物性脂肪やたんぱく質のとりすぎによって起こります。つまり、悪玉菌と呼ばれる菌たちを、本当の意味で悪玉化させる原因はすべて、私たちの食生活にあるのです。

なお、食物繊維も悪玉菌の大好物です。ただし、食物繊維を主なエサとしていると、悪玉菌は異常繁殖することもなく、たくさん体によい働きをしてくれます。

幸せは「腸」から⁉

「幸せホルモン」は腸内細菌がつくっている

　酢キャベツなど腸内細菌を増やす料理を毎日食べていると、心の状態もよくなります。腸内フローラの多様性が豊かになり、細菌数が増えると、「幸せホルモン」と呼ばれるセロトニンと、「意欲と快楽のホルモン」ともいえるドーパミンの分泌量を増やせるからです。セロトニンが増えれば、幸福感を感じやすくなります。日常のささやかなことにも「幸せだなあ」と感じられるようになります。ドーパミンが増えれば、人生を前向きにワクワクと楽しめる心が生まれます。

　どちらも人生を豊かに生きるうえで欠かせないホルモンです。これらの材料ともいえる前駆体をつくり、脳に送り出しているのが、腸内細菌なのです。

　憂うつ感やイライラが強い、心の状態が落ち着かない、ストレスの多い生活を送っているなどの人は、まずは酢キャベツを食べ、腸内細菌を増やすことが大事です。

腸内細菌と免疫の関係

酢キャベツを食べれば免疫力も高くなる

酢キャベツを毎日食べていると、約2週間でヤセ菌と善玉菌が優勢の腸ができあがってくるでしょう。そのメリットは、「やせやすい腸になること」だけではありません。「病気になりにくい心身」が築かれることになります。免疫力が高まるからです。

免疫とは、病気を防いだり、病気を治したりする人体の働きのこと。人が健康に若々しく生きていくためのシステムです。この免疫力を主につかさどっているのが、腸です。免疫力のおよそ70パーセントが腸でつくられています。腸は人体最大の免疫器官なのです。

腸にはたくさんの免疫細胞や免疫組織が集まっています。腸内細菌は免疫細胞と協力して外敵を倒し、体内に入り込まないよう働いています。たとえば、善玉菌の代表格である乳酸菌は、細胞壁にとても強い免疫増強因子を持っています。それが、腸にいる免疫細胞を刺激し、働きを活性化させているのです。

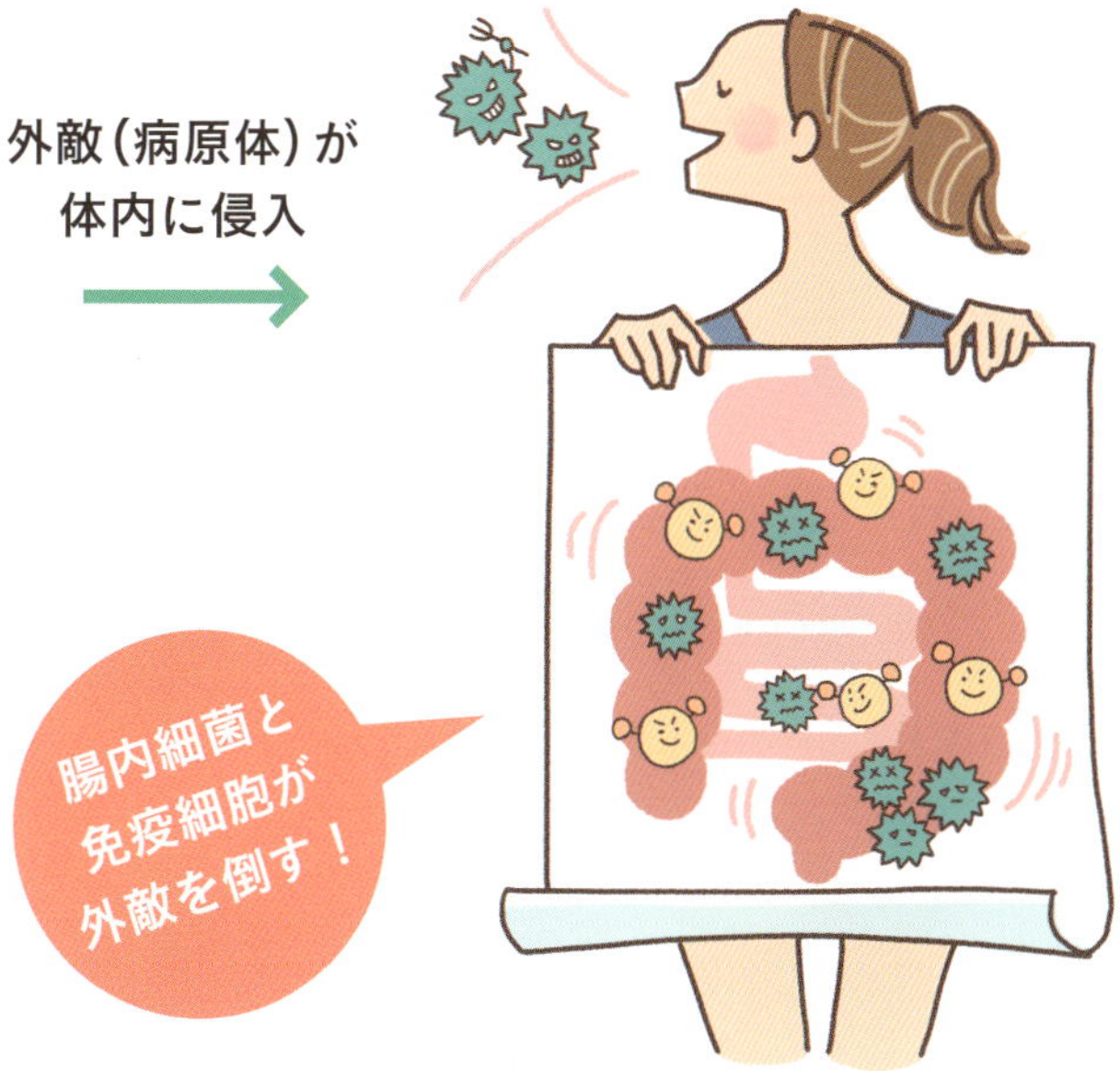

免疫力の低下がガんやアレルギーを招く

また、酢キャベツを食べて腸内細菌がたくさんの短鎖脂肪酸をつくり出すようになると、腸壁の荒れた部分がきれいになり、丈夫になります。腸壁をつくる上皮細胞のエサに短鎖脂肪酸がなるからです。これにより、そこにすむ腸内細菌とともに、免疫細胞も数を増やし、働きを活性化できるのです。

免疫力が弱まっていることが、現代人にがんやアレルギー性疾患、生活習慣病を増やしている原因になっています。病気を遠ざけたいならば、免疫力を高めることです。

こんな生活が腸をダメにする

過度な「清潔」は免疫力を弱くする

「健康的にやせたい」「体の不調を改善したい」「心も体も若々しくありたい」

そう思うなら、まず、腸をよくすることです。腸をよくするとは、これまでお話してきたように、腸内環境を整えてヤセ菌を増やし、デブ菌を減らすことです。そのためには、まずは食生活が重要となってきます。酢キャベツをはじめとする腸内細菌を増やす食事を毎日続けつつ、糖質や動物性脂肪たっぷりの食生活を改善しなくてはいけません。

ただ、食生活以外にも気をつけたいポイントがあります。それは、手の洗いすぎやシャワーだけの生活、睡眠不足などです。とくに、私は20年も前から日本人の過度な清潔ブームに警鐘を鳴らしてきました。日本の超清潔志向は、腸内フローラを貧弱化し、腸もれを招き、免疫力を弱くします。あなたは、腸をダメにする生活を送っていませんか？ 左ページを参考にふり返ってみてください。

こんな生活に注意！

手の洗いすぎ

日本人の「超」がつくほどの清潔志向は、かえって免疫を弱くしてしまう恐れがあります。手についた病原体は、通常、両手を軽くこすりながら水で10秒ほど流せば洗い流せます。石鹸は目立った汚れが手についたときに使うだけで十分です。

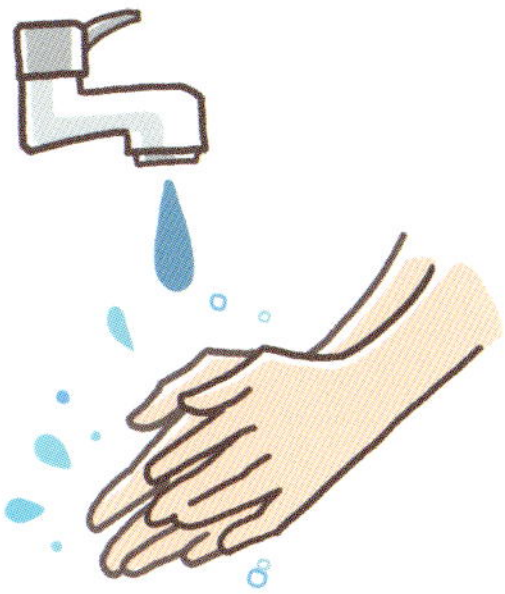

湯船につからない

腸は37度に温められているとき、もっとも活動力が高まります。1日に一度、40度程度のややぬるめのお湯にゆっくりとつかりましょう。時間は、顔からじわじわと汗が出てくる程度が目安。

腸洗浄

腸洗浄という健康法があります。これは、肛門からお湯などを注ぎ込んで腸にたまった老廃物や宿便をとるというもの。便秘に悩んでいる人にはよい方法に思えますが、腸内フローラに深刻なダメージを与えます。大事な腸を守るためにも腸洗浄はやめておきましょう。

休息、睡眠が不十分

ストレスが多く身も心も休まらない日々を過ごしている人は、腸の活動が弱まり、腸もれを起こしやすくなっている可能性大。休息や睡眠時間は強制的に確保するよう努めましょう。

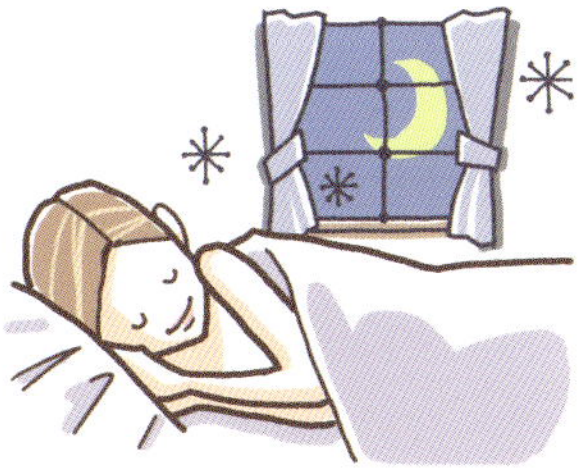

腸が喜ぶ食べ物

ここでは、酢キャベツ以外で腸内環境の改善に貢献する食べ物を紹介します。酢キャベツとともに、意識して食べるようにしましょう。続けるうちに効果が実感できるはずです。

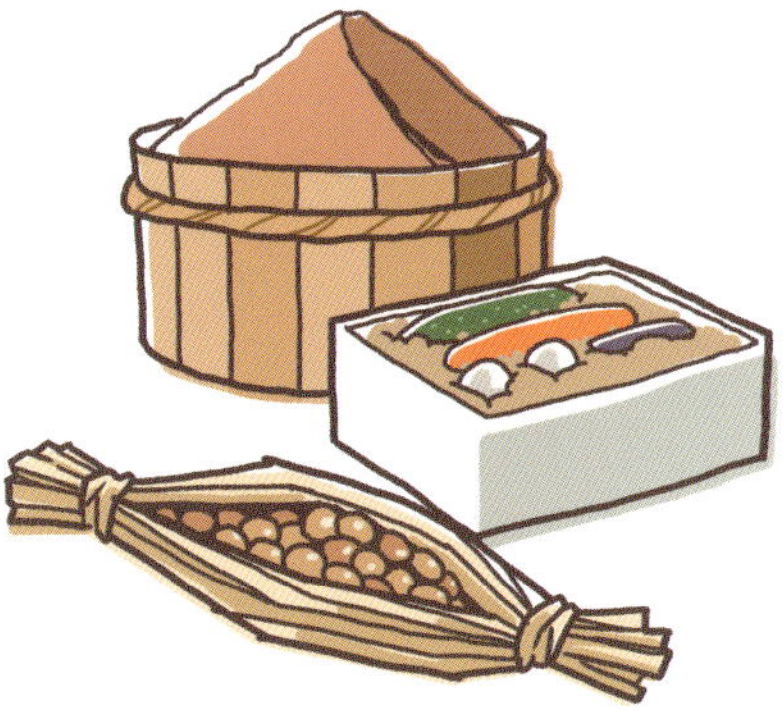

発酵食品

善玉菌は、仲間の菌やその菌がエサにしていた溶液などが腸に入ってくると、活動力を高めます。具体的には、乳酸菌やビフィズス菌のいる発酵食品です。ぬか漬けや味噌、納豆など日本古来の発酵食品は、ぜひ毎日でも食べてください。

ヨーグルト

乳酸菌やビフィズス菌のいる発酵食品という点ではヨーグルトもおすすめです。こちらは人によって「合う、合わない」があります。同一製品を2週間続けて食べてみて、便通や体調がよくなったと実感できればそのヨーグルトが合っているということ。反対に、下痢をしたり体調が変わらなかったりするならば、合っていないことになります。ヨーグルトを常食する場合には、ここを見極めることが大事です。

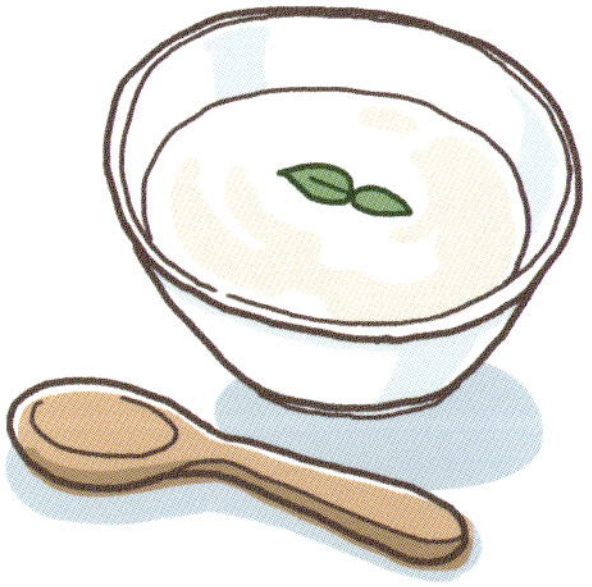

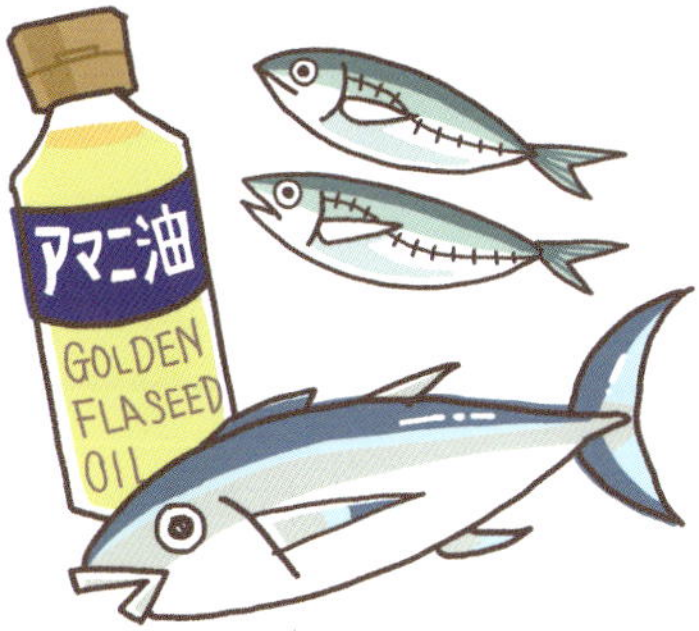

良質な油

腸内環境を整えるには、油の選び方も重要です。おすすめはオメガ3脂肪酸。ただし、オメガ3脂肪酸は、酸化しやすいので生で摂取するようにしましょう。なお、オメガ3脂肪酸の積極的な摂取は、認知症やがんの予防効果も期待できます。

オメガ3脂肪酸を含む食品

植物油…亜麻仁油、エゴマ油、シソ油
青魚……あじ、いわし、うなぎ、鮭、さば、さわら、さんま、ぶり、まぐろ、まだいなど

チアシード

「スーパーフード」として話題になったチアシードは、「チア」という植物の種。あの小さな粒のなかには不溶性食物繊維、オメガ3脂肪酸、カルシウム、カリウム、マグネシウム、亜鉛など、現代人に不足しがちな栄養素がたっぷりと含まれています。なお、チアシードは必ず水に浸してから食べましょう。1日の適量は乾燥状態で大さじ1杯程度です。

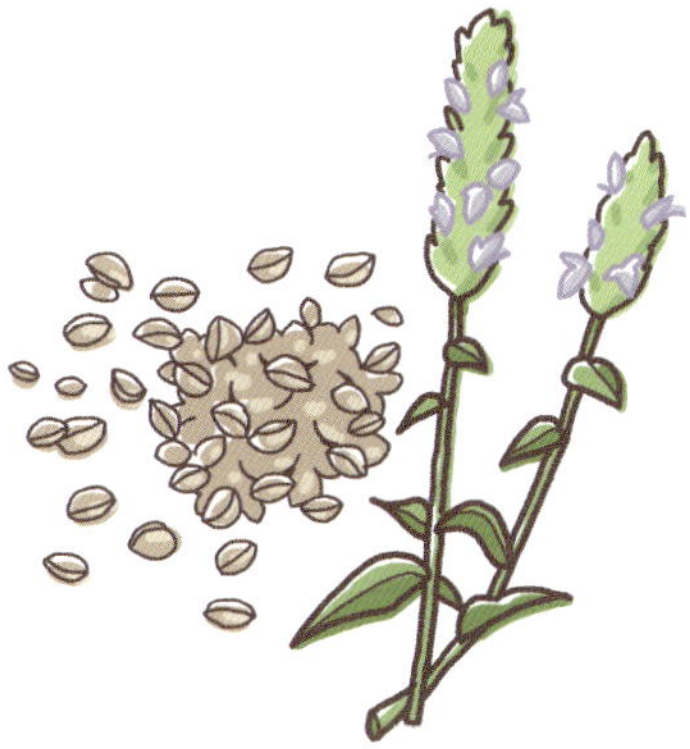

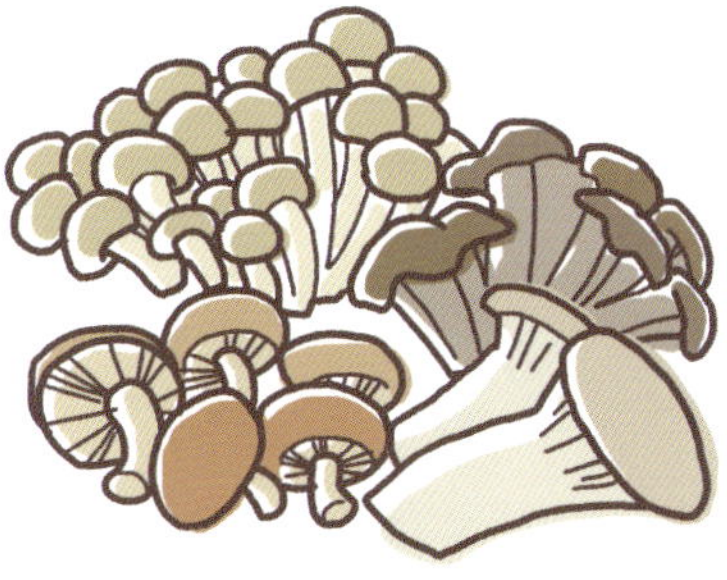

きのこ

きのこもおすすめの食材です。なぜなら水溶性と不溶性という2種類の食物繊維をバランスよくあわせ持っているからです。なお、きのこはいったん冷凍してから調理したほうがおいしくなるという性質があります。

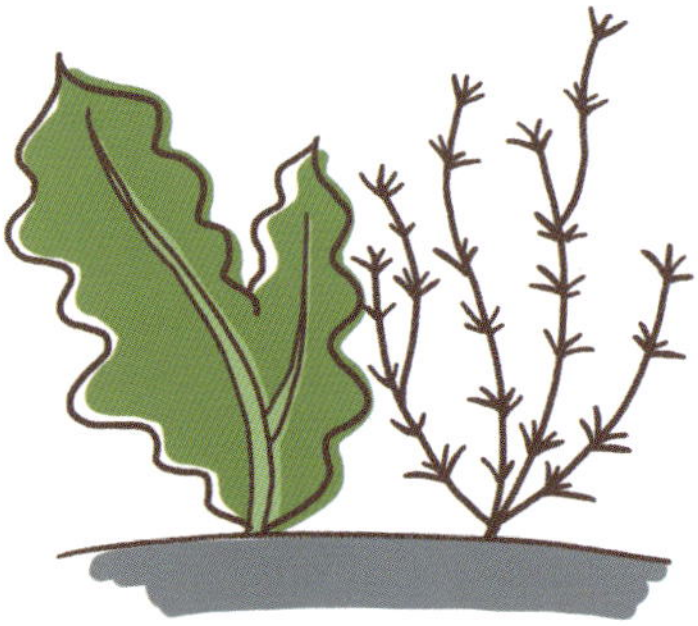

海藻類

腸内細菌のかっこうのエサになる水溶性食物繊維は、昆布やわかめなどの海藻類に豊富に含まれています。なお、日本人の8割は、海藻の分解酵素をつくり出す腸内細菌を持っていますが、これは世界的に見ても珍しいことなのです。

ネバネバ食材

納豆やめかぶ、やまいも、さといも、オクラ、モロヘイヤなど、ネバネバする食品も水溶性食物繊維が豊富です。私は毎日、納豆とめかぶにもう1品ネバネバする食材を加え、しょう油で味つけをして食べています。水溶性食物繊維が不足しがちな人は、ぜひ、この「ネバネバ3兄弟」を1日1回食べるようにしましょう。

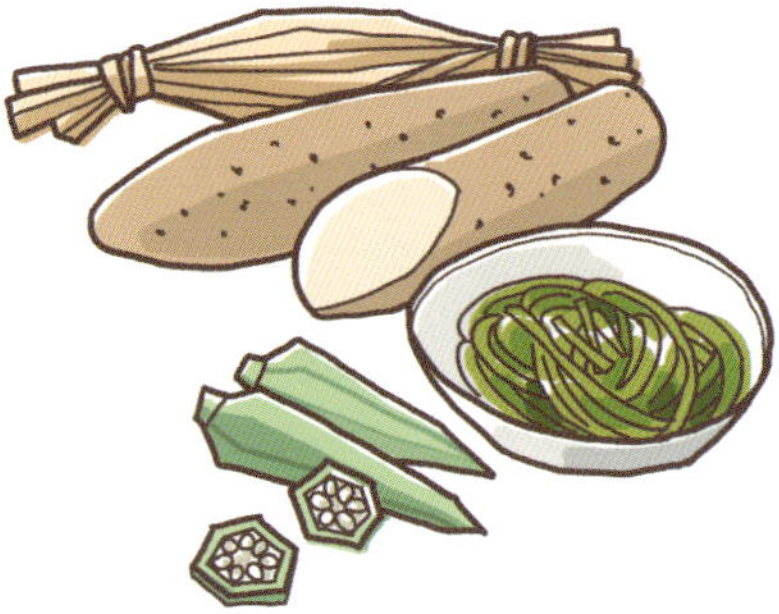

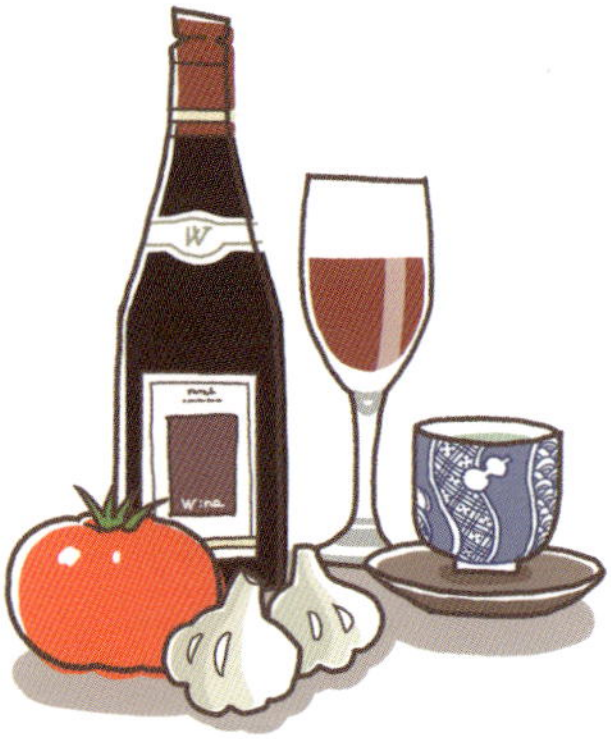

抗酸化力の高い野菜＆食品

活性酸素が老化の原因であることはすでにお話しました。活性酸素はまた、腸の粘膜を荒らす原因物質でもあります。こうした活性酸素の害は、抗酸化力の高い「フィトケミカル」が豊富な野菜を摂取することで無毒化できます。フィトケミカルは色味、香り、辛味、苦味といった植物特有の成分のこと。よく聞くポリフェノールやイソフラボン、リコピンなどもフィトケミカルの一種です。

フィトケミカルを多く含む食べ物

ニンニク、ブルーベリー、カシス、ぶどう、大豆、トマト、スイカ、ピンクグレープフルーツ、きのこ、緑茶、紅茶、赤ワインなど

第三章

飽きずに食べられる!!
酢キャベツレシピ15品

食前に100ｇの酢キャベツを食べることで十分にダイエット効果がありますが、大切なのは毎日継続すること。肉、魚貝、野菜と相性のいい酢キャベツを使い、主菜や副菜やスープとして献立に入れると、飽きずにとてもヘルシーな食生活になります！

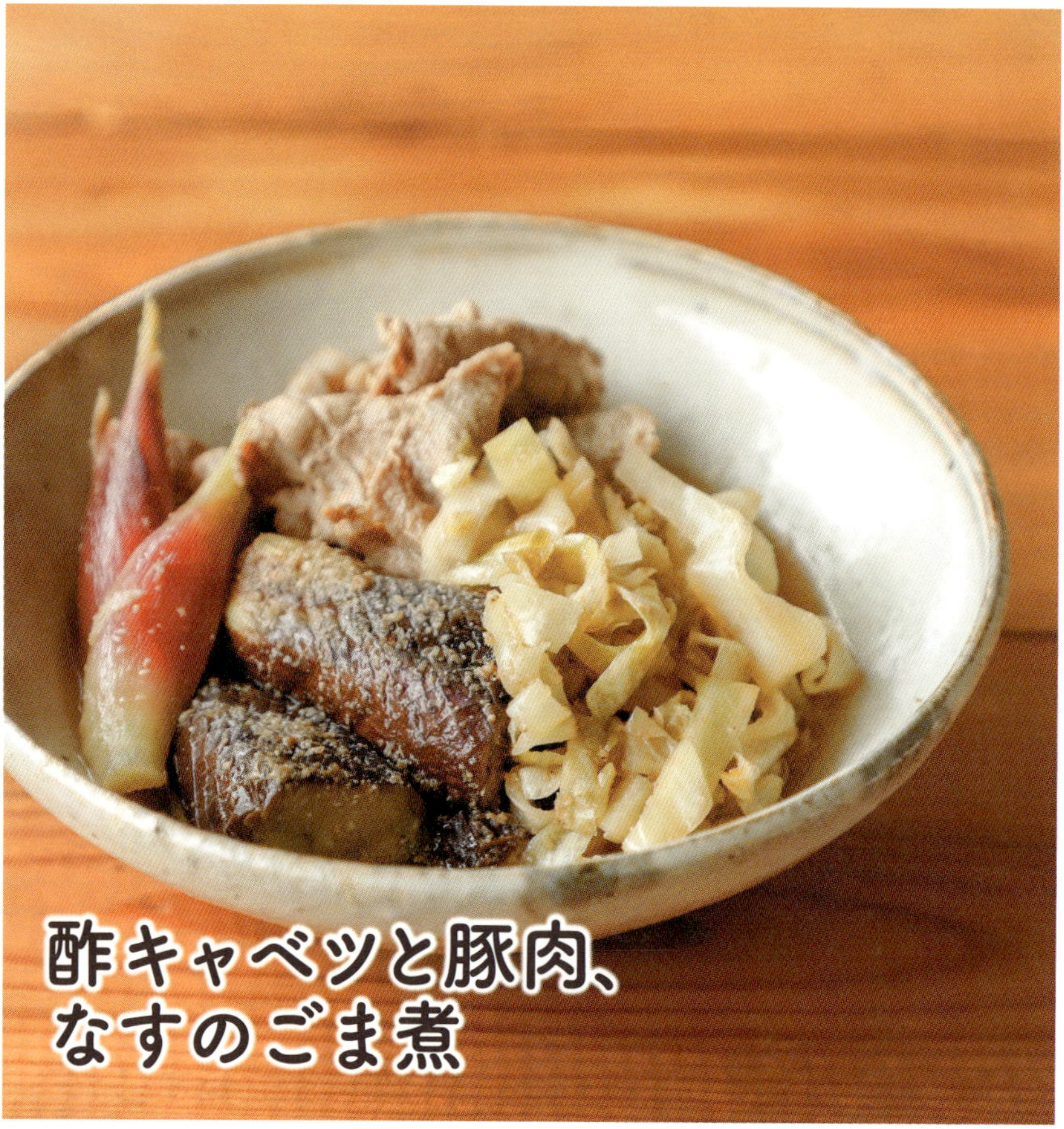

酢キャベツと豚肉、なすのごま煮

材料（2人分）

- 酢キャベツ……200g
- 豚ロースしゃぶしゃぶ用肉……180g
- なす……2本
- みょうが……2個
- ごま油……大さじ1/2
- A 出汁……1・1/3カップ
  - しょう油……大さじ1・1/2
  - 酒・みりん……各大さじ1
  - 砂糖……大さじ1/2
  - すり白ごま……大さじ3

つくり方

1 なすは縦半分に切り、皮目に格子に切り込みを入れて、さらに長さを半分に切る。みょうがは縦半分に切る。

2 フライパンにごま油を強めの中火で熱し、なすの皮を下にして並べ入れてつやが出るまで焼く。

3 Aを加えて煮立ったら、豚肉を1枚ずつ広げ入れてひと煮し、ふたをして弱めの中火で3～4分材料に火が通るまで煮る。みょうがと酢キャベツを加えてさらに2分ほど煮て、汁ごと器に盛る。

鮭と酢キャベツのクリーム煮

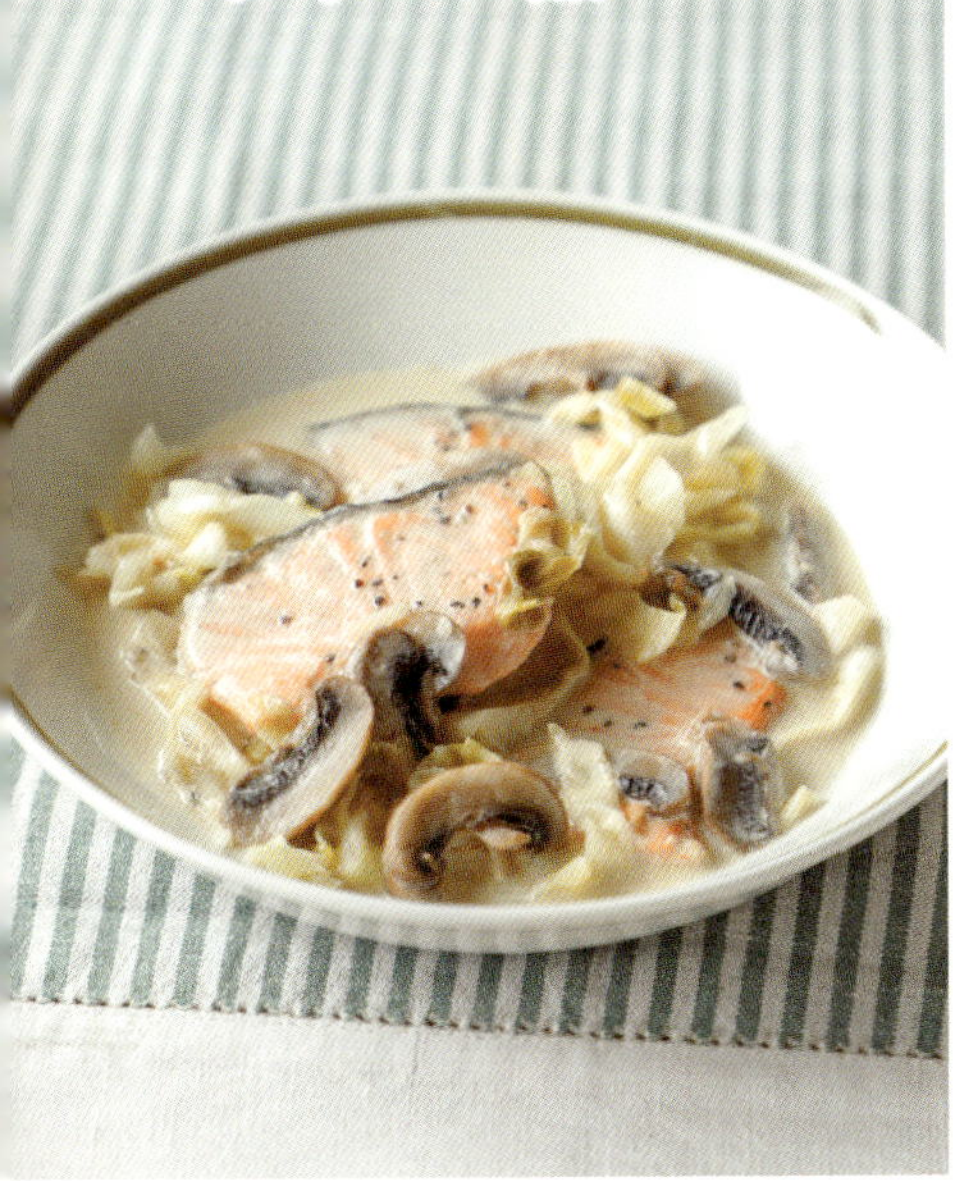

材料（2人分）

酢キャベツ……150g
生鮭…2切れ(200g)
塩・こしょう……少々
薄力粉……適量
マッシュルーム…4個
玉ねぎ……1/3個
オリーブ油……大さじ1/2
牛乳……100mℓ
生クリーム……50mℓ
コンソメスープ素……小さじ1

つくり方

1 玉ねぎ、マッシュルームは薄切りにする。鮭はひと口大のそぎ切りにし、塩・こしょうをふり、薄力粉をまぶす。

2 フライパンにオリーブ油を熱し、鮭を並べ入れて焼く。焼き目がついたらはじに寄せ、マッシュルームと玉ねぎと酢キャベツを加えてさっと炒めまぜ、水1/2カップとコンソメを加えて、ふたをして5分ほど煮る。

3 ふたを取って、牛乳と生クリームを加え、塩・こしょうで味を調えてとろみがつくまで煮つめる。

酢キャベツときのこ、牛肉のオイスター炒め

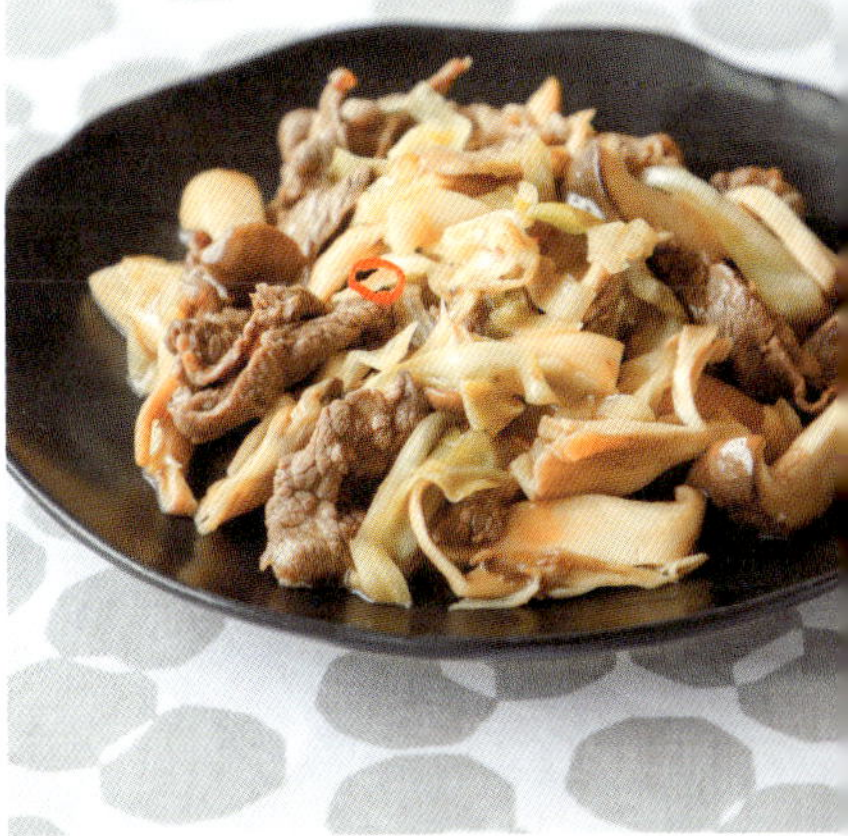

材料（2人分）

酢キャベツ……150g
牛切り落とし肉…160g
まいたけ……1パック
エリンギ……1パック
片栗粉…大さじ1/2
水……1/4カップ
鶏がらスープ素……小さじ1/2
サラダ油…大さじ1/2
A オイスターソース……大さじ1
しょう油・みりん……各小さじ1
赤唐辛子（輪切り）……1/2本分

つくり方

1 まいたけは小房にほぐし、エリンギは長さを半分に切って縦6等分に裂く。牛肉は大きければ食べやすい大きさに切り、Aをもみ込む。

2 フライパンにサラダ油を熱し、1のきのこと牛肉をつけ汁ごとを入れて炒め合わせる。

3 水と鶏がらスープと酢キャベツ加えて煮立ったら、強火で大きくまぜながら炒め煮にする。材料に火が通ったら倍量の水で溶いた片栗粉を加えてとろみをつける。

鶏もも肉と酢キャベツ、ズッキーニのガーリック炒め

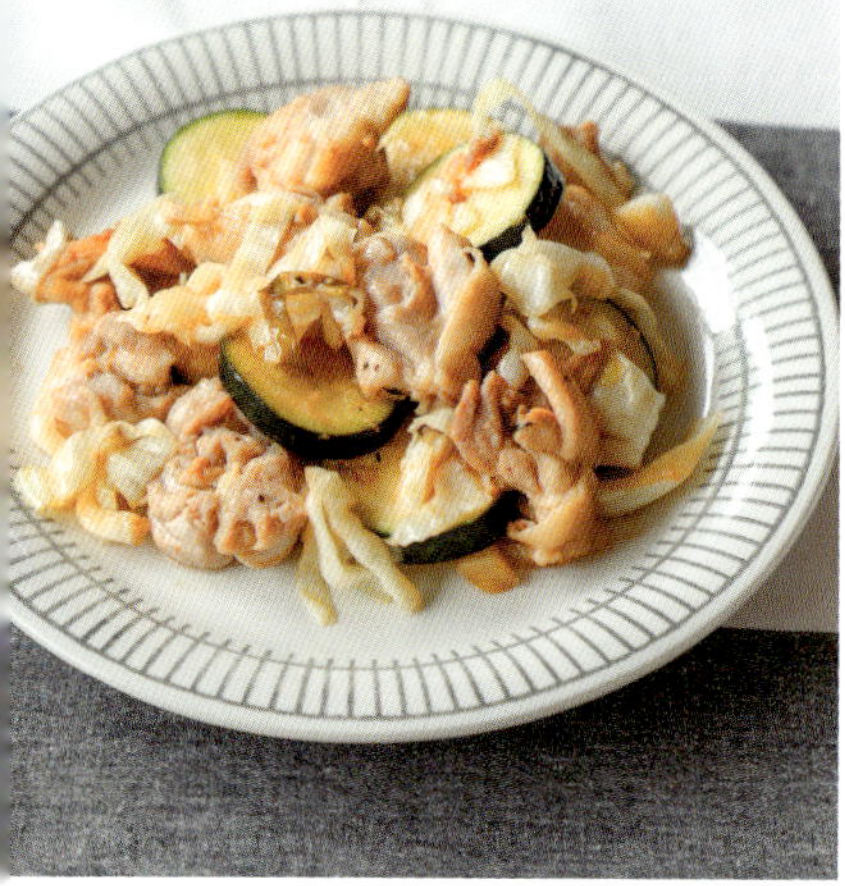

材料（2人分）

酢キャベツ……150g
鶏もも肉……200g
塩・こしょう……少々
ズッキーニ……1本
白ワイン……大さじ2
サラダ油……大さじ1/2
ニンニク(みじん切り)……1片
しょう油……大さじ1
みりん……小さじ1

つくり方

1 鶏肉はひと口大に切り、塩・こしょうをもみ込む。ズッキーニは輪切りにする。

2 フライパンにサラダ油とニンニクを入れて中火で熱し、鶏肉を並べ入れて両面を焼く。白ワインをふり入れ、ふたをして5分ほど蒸し焼きにする。

3 鶏肉をはじに寄せてズッキーニを加えて炒め合わせ、全体につやが出たら、酢キャベツを加え、しょう油、みりんも加えて、汁気が飛ぶまで炒め合わせる。

焼きさばのエスニックマリネ

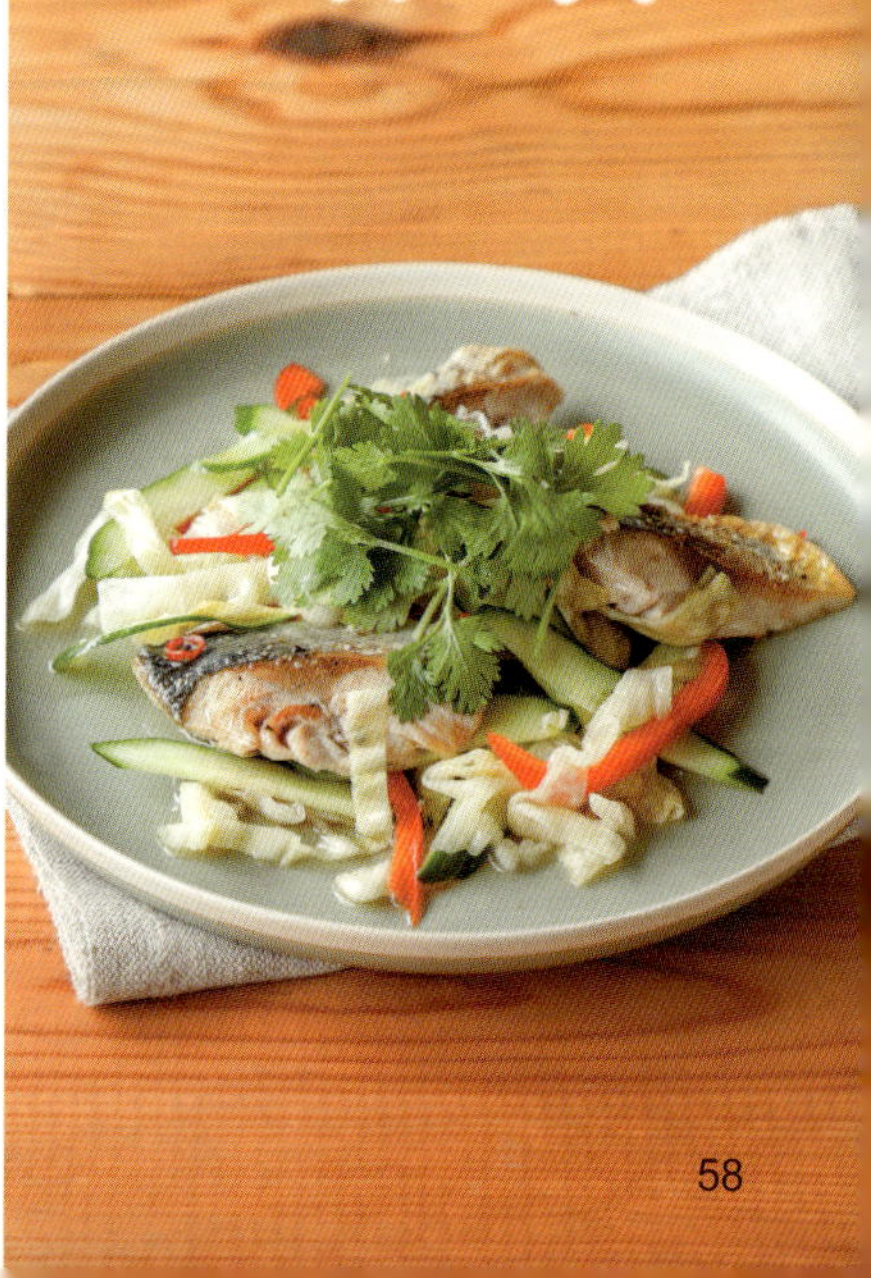

材料（2人分）

酢キャベツ……120g
さば……半身1切れ
塩・こしょう……少々
オリーブ油……大さじ1/2
きゅうり……1本
赤パプリカ……1/2個
パクチー……適宜

A
ナンプラー……小さじ4
砂糖……大さじ1
酢キャベツのつけ汁……1/2カップ
水……1/4カップ
赤唐辛子(輪切り)……1本分
にんにく(みじん切り)……1片分

つくり方

1 きゅうりは縦半分に切ってから斜め薄切りに、パプリカは薄切りにする。

2 バットなどにAと1、酢キャベツを入れてまぜ、漬け込んでおく。

3 さばは4等分のそぎ切りにし、キッチンペーパーに挟んで余分な水気をしっかりととり、塩・こしょうをふる。

4 フライパンにオリーブ油を熱し、さばを並べ入れて両面を焼き、焼いたそばから2に加えて時々そっと上下に混ぜて20〜30分ほど漬ける。器に盛り、好みでパクチーをのせる。

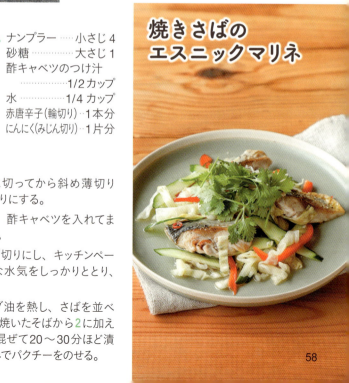

かじきまぐろの味噌ホイル焼き

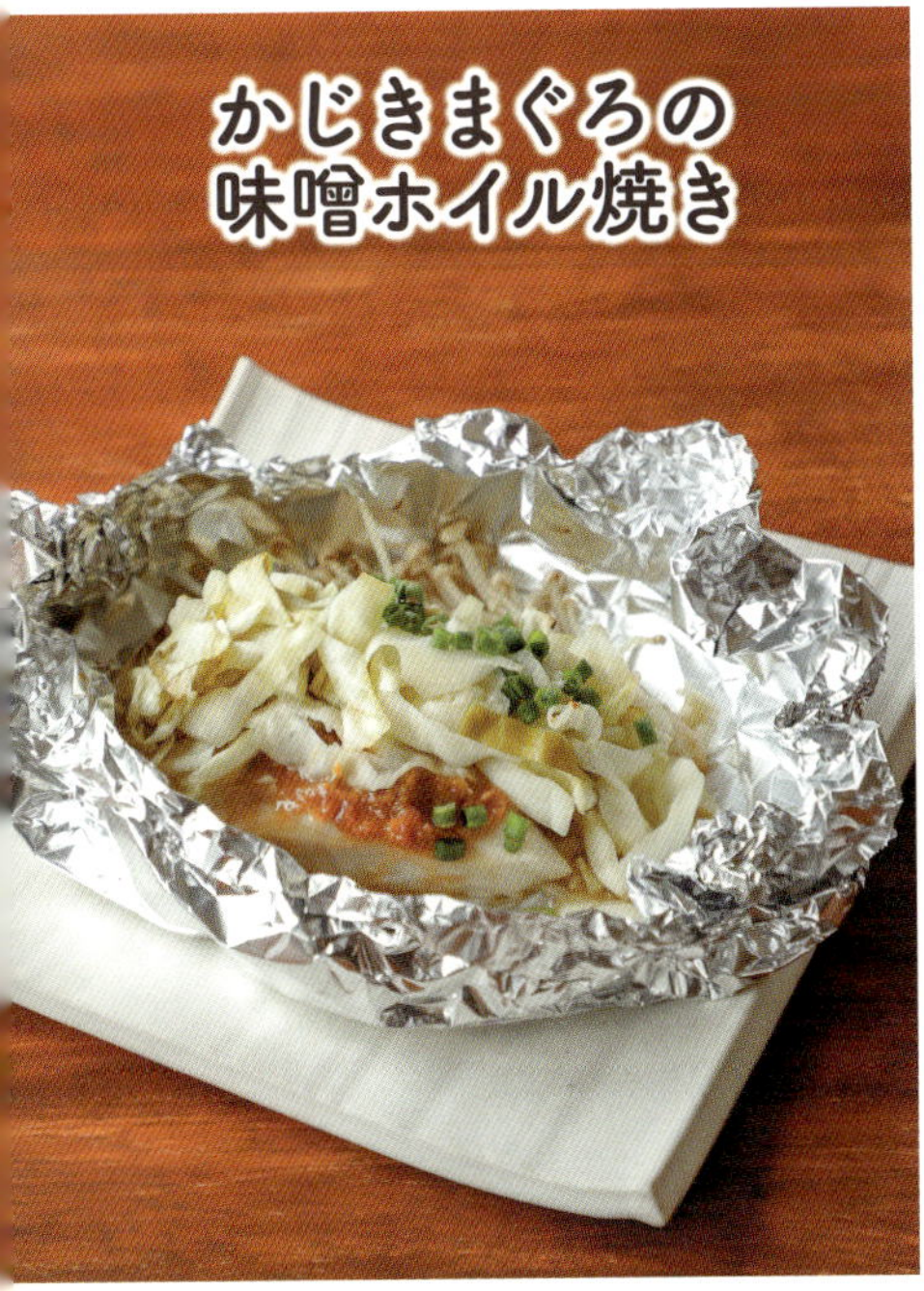

材料（2人分）

酢キャベツ……100g
かじきまぐろ…2切れ
えのき茸……1/2束
万能ねぎ（小口切り）
……………………適宜

A 味噌
……大さじ1・1/2
砂糖・みりん
……各小さじ2

つくり方

1 かじきまぐろはキッチンペーパーに挟んで余分な水気をしっかりととる。えのき茸は食べやすい大きさにほぐす。

2 Aの材料をよく混ぜておく。

3 アルミホイルを2枚広げ、かじきまぐろをそれぞれにのせて2を塗り広げ、酢キャベツをのせ、えのき茸を添えて包む。オーブントースターで約15分火が通るまで焼き、好みで万能ねぎを散らす。

鶏手羽のトマト酢キャベツ煮

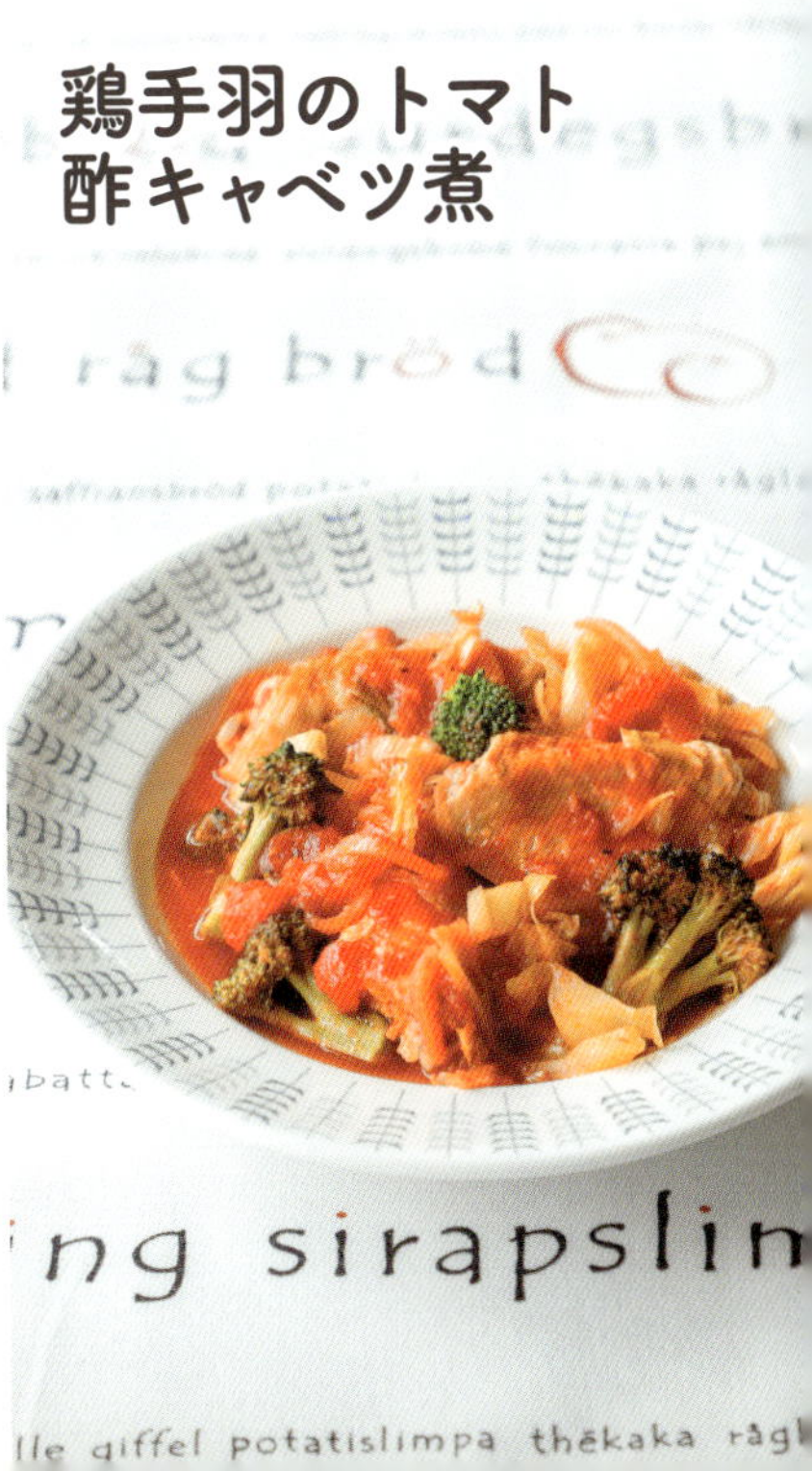

材料（2人分）

酢キャベツ……180g
鶏手羽中…4〜6本
塩・こしょう……少々
玉ねぎ…………1/3個
ブロッコリー…1/3個
オリーブ油…小さじ1

A トマト水煮（ダイスカット）……200g
水…………1カップ
コンソメスープ素
…………小さじ1
砂糖・ケチャップ
……各大さじ1
しょう油…大さじ1/2

つくり方

1 鶏手羽は骨に切り込みを入れ、塩・こしょうをもみ込む。玉ねぎは薄切りに、ブロッコリーは小房に分ける。

2 鍋にオリーブ油を中火で熱し、鶏手羽の皮目を下にして並べ入れて焼く。焼き目がついたらはじに寄せて玉ねぎを加えてふたをして蒸らしながら炒める。

3 玉ねぎがしんなりしたら酢キャベツとAを加えて混ぜ、再度ふたをして約10分煮込む。ブロッコリーを加えて、時々かき混ぜながらさらに2〜3分煮る。

酢キャベツと香味野菜、たこのしょうがマリネ

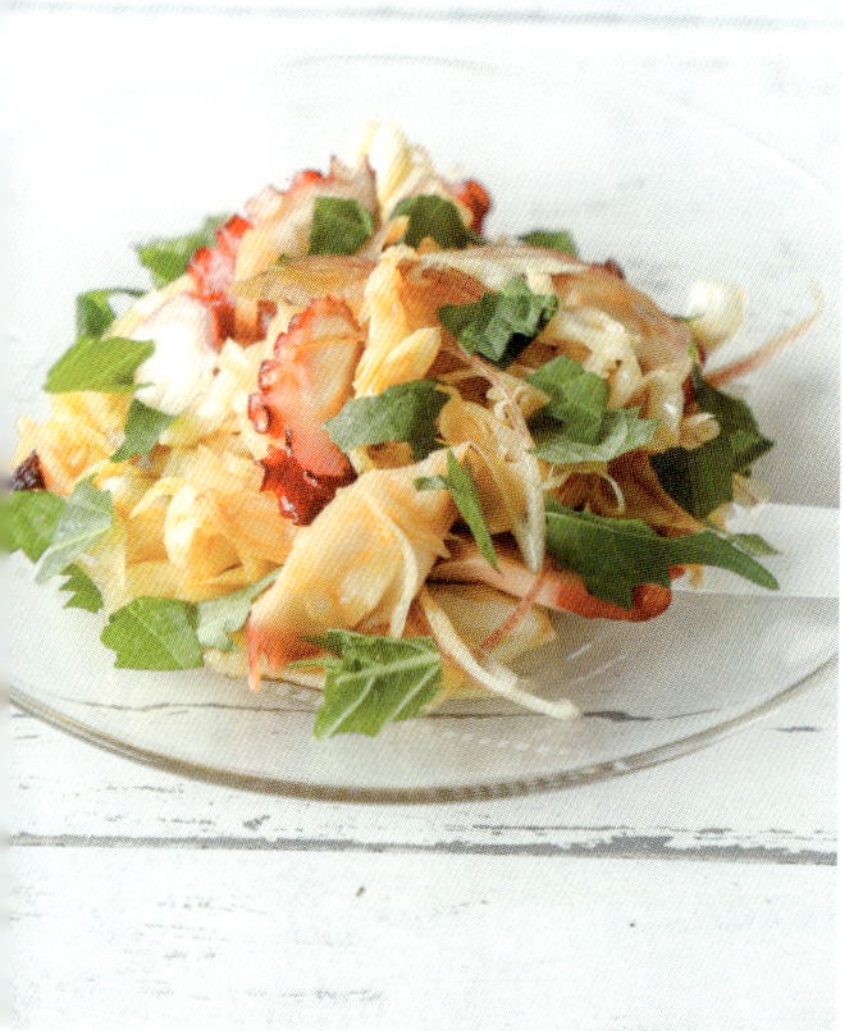

材料(2人分)

酢キャベツ……100g
ゆでたこ……100g
しょうが……1/2かけ
みょうが……1個
しその葉…4～5枚
しょう油……大さじ1
みりん……小さじ1/2
オリーブ油……小さじ2

つくり方

1 たこはそぎ切りにする。しょうがはせん切りに、みょうがは縦半分に切ってから斜め薄切りにする。

2 ボウルに酢キャベツと1を入れ、しょう油とみりん、オリーブ油を混ぜて回しかけ、軽く混ぜ合わせて器に盛る。ちぎったしその葉をちらす。

酢キャベツナムル

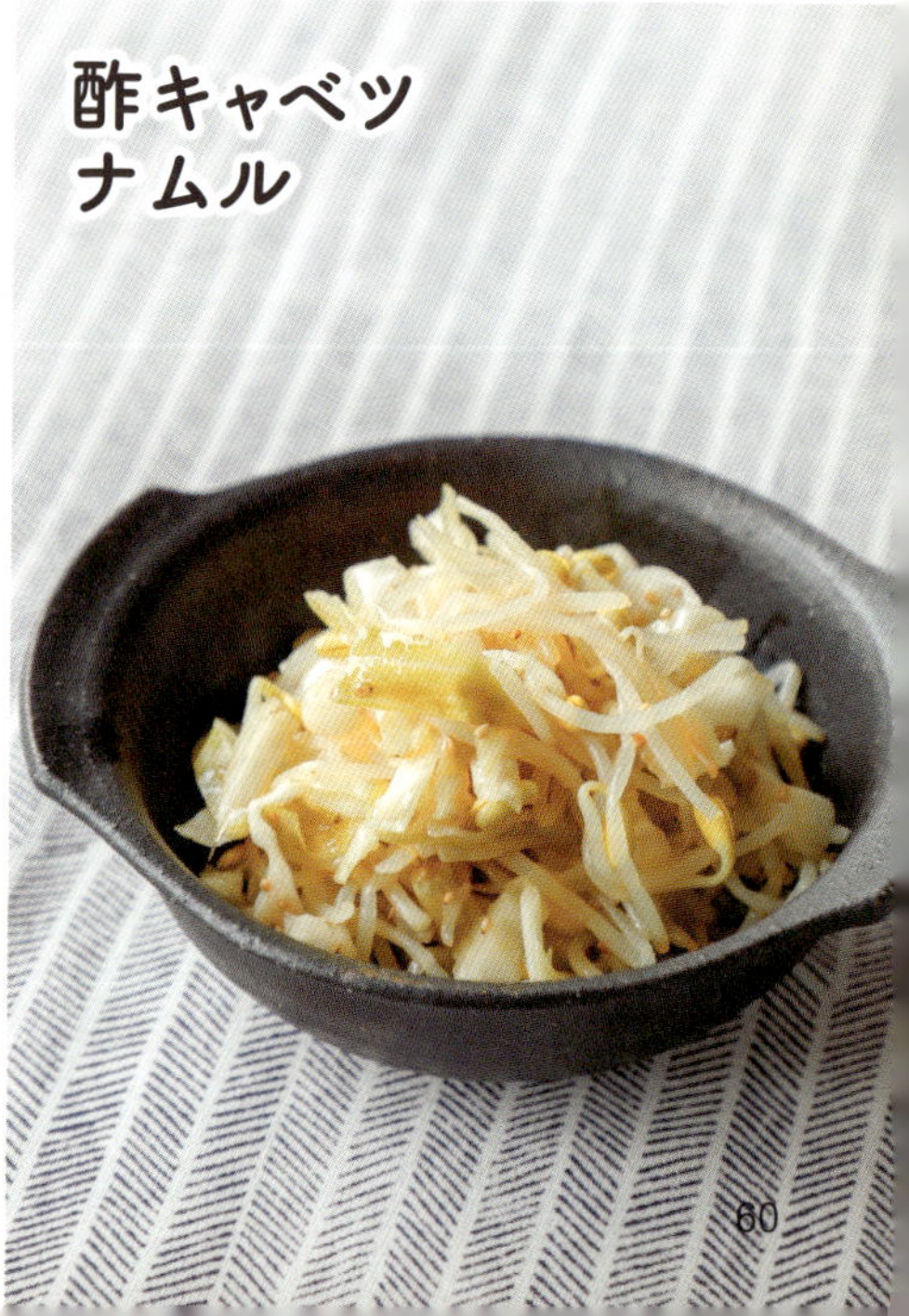

材料(2人分)

酢キャベツ……120g
大豆もやし…1/2袋

A
白いりごま……大さじ1
ごま油・砂糖……各小さじ2
しょう油・鶏がらスープ素……各小さじ1
ラー油……適量

つくり方

1 大豆もやしはひげ根をとり、耐熱ボウルに入れ、ラップをふんわりとかけて電子レンジ(600W)で2～2分30秒加熱する。

2 汁気をきってAを加えて混ぜ、なじんだら酢キャベツも加えてあえ、器に盛る。

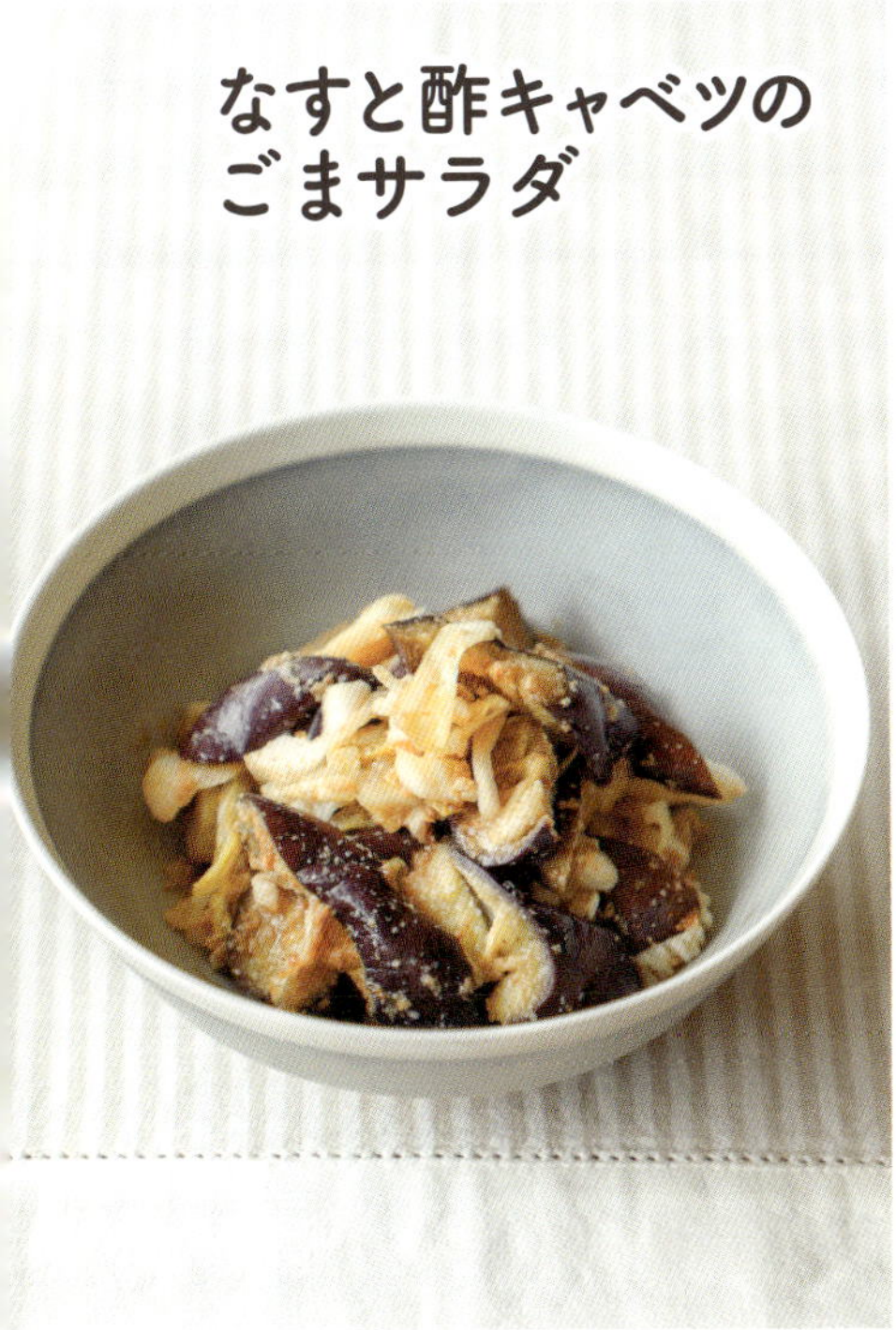

なすと酢キャベツのごまサラダ

材料（2人分）

酢キャベツ……100g
なす……2本
A 白すりごま……大さじ3
しょう油…大さじ1
砂糖……大さじ1/2

つくり方

1 なすはヘタを切り落とし、1個ずつラップで包み、電子レンジ（600W）で3分加熱しそのまま粗熱をとり、縦半分に切ってから1cm幅の斜めに切る。

2 ボウルにAを入れてよく混ぜ、1と酢キャベツを加えてあえる。

アスパラとれんこんの揚げ野菜マリネ

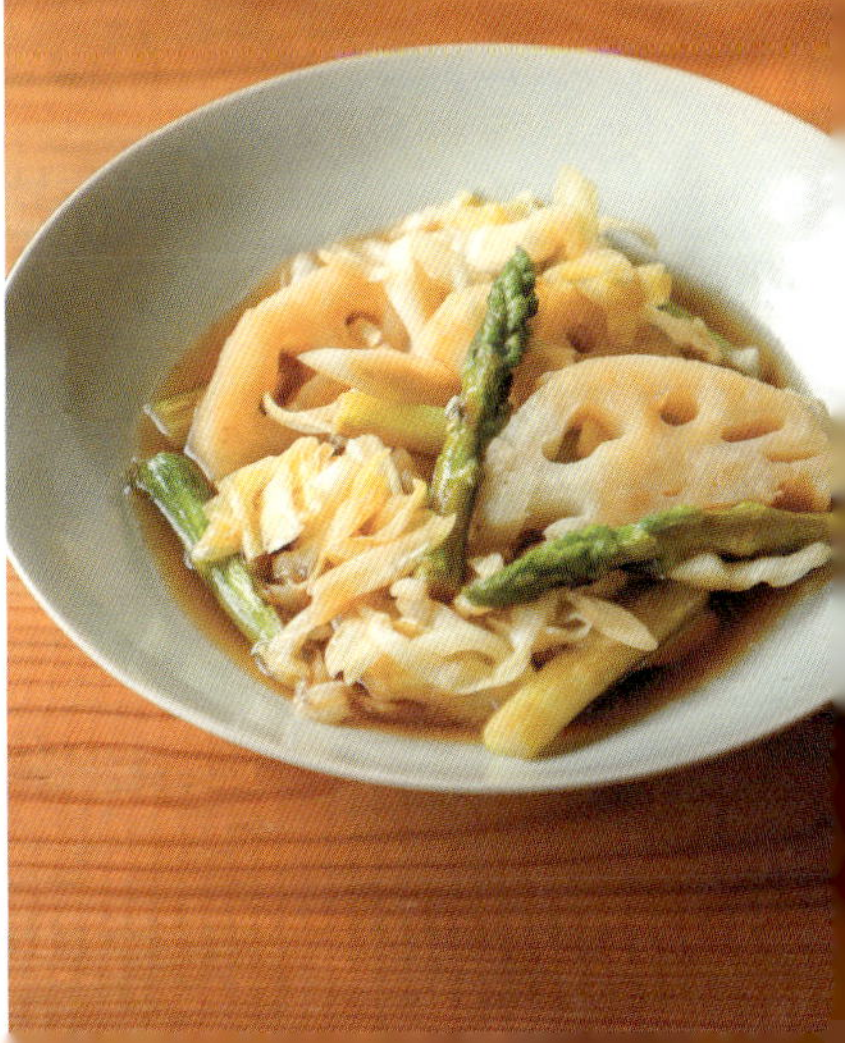

材料（2人分）

酢キャベツ……120g
れんこん……80g
アスパラガス……4本
揚げ油……適量
A めんつゆ（ストレート）……大さじ3
酢キャベツの漬け汁……大さじ3
かつお節……小1パック（3g）
水……大さじ2

つくり方

1 れんこんは7~8mm厚さの半月切りにし、アスパラガスは下半分を切って3～4等分に切る。

2 バットにAの材料を入れて混ぜておく。

3 鍋に油を熱し、1を入れてそれぞれ素揚げにし、揚げたそばから2に漬け込み、酢キャベツも加えて味をなじませておく。

あさり味噌のビビンパ風サラダ

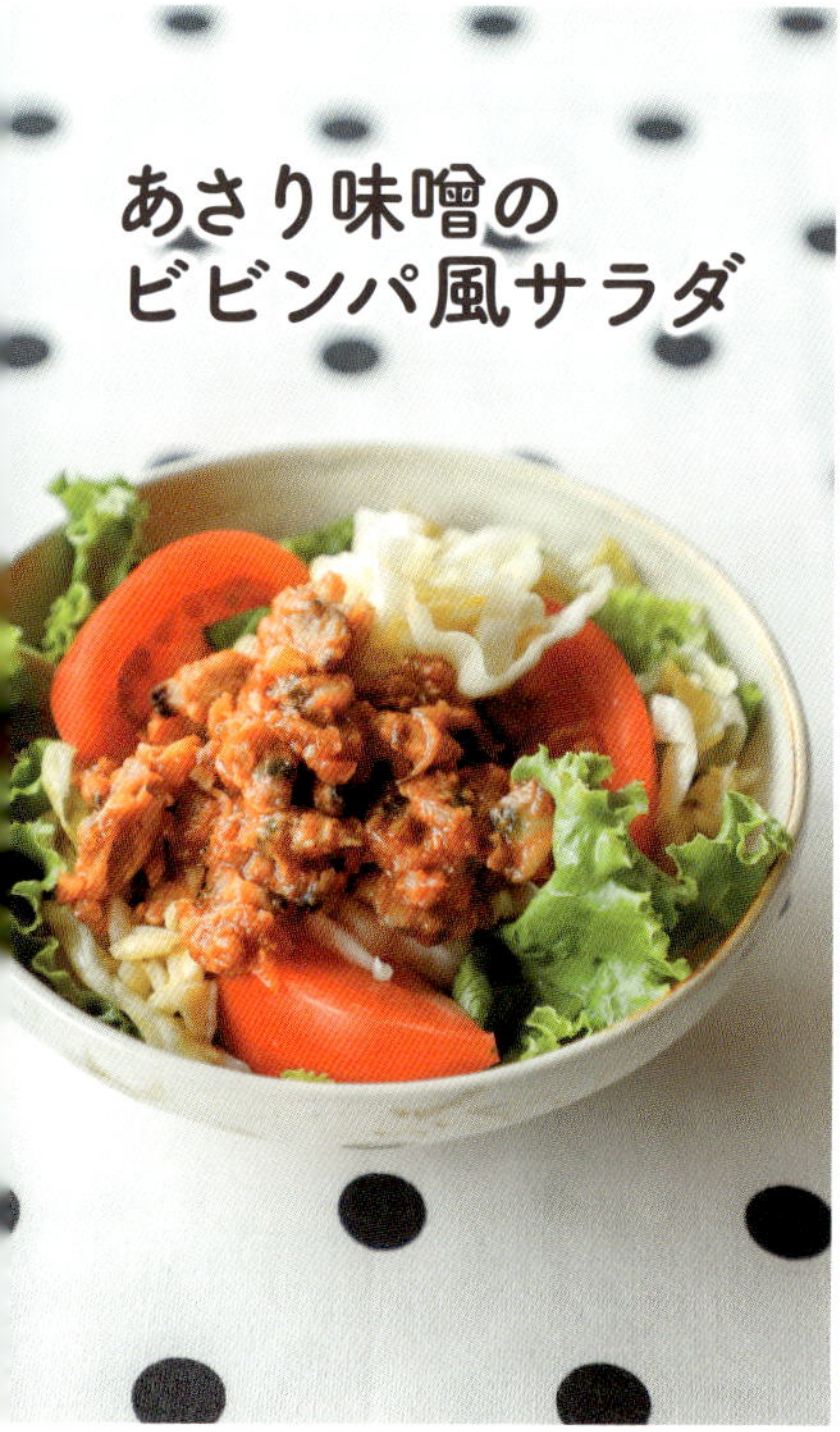

材料(2人分)

酢キャベツ……120g
あさり水煮缶……小1缶(85g)
リーフレタス……3～4枚
トマト……小1個
A 長ネギ(みじん切り)……1/3本分
味噌……大さじ1
みりん……小さじ1
コチュジャン……大さじ1/2

つくり方

1 鍋にあさり水煮缶を缶汁ごと入れ、Aを入れる。時々混ぜながらとろみがつくまで煮る。

2 器に酢キャベツとちぎったリーフレタスとトマトをくし形に切って盛り合わせ、1をのせる。食べるときに全体をよく混ぜる。

蒸し鶏と酢キャベツのカレーマリネ

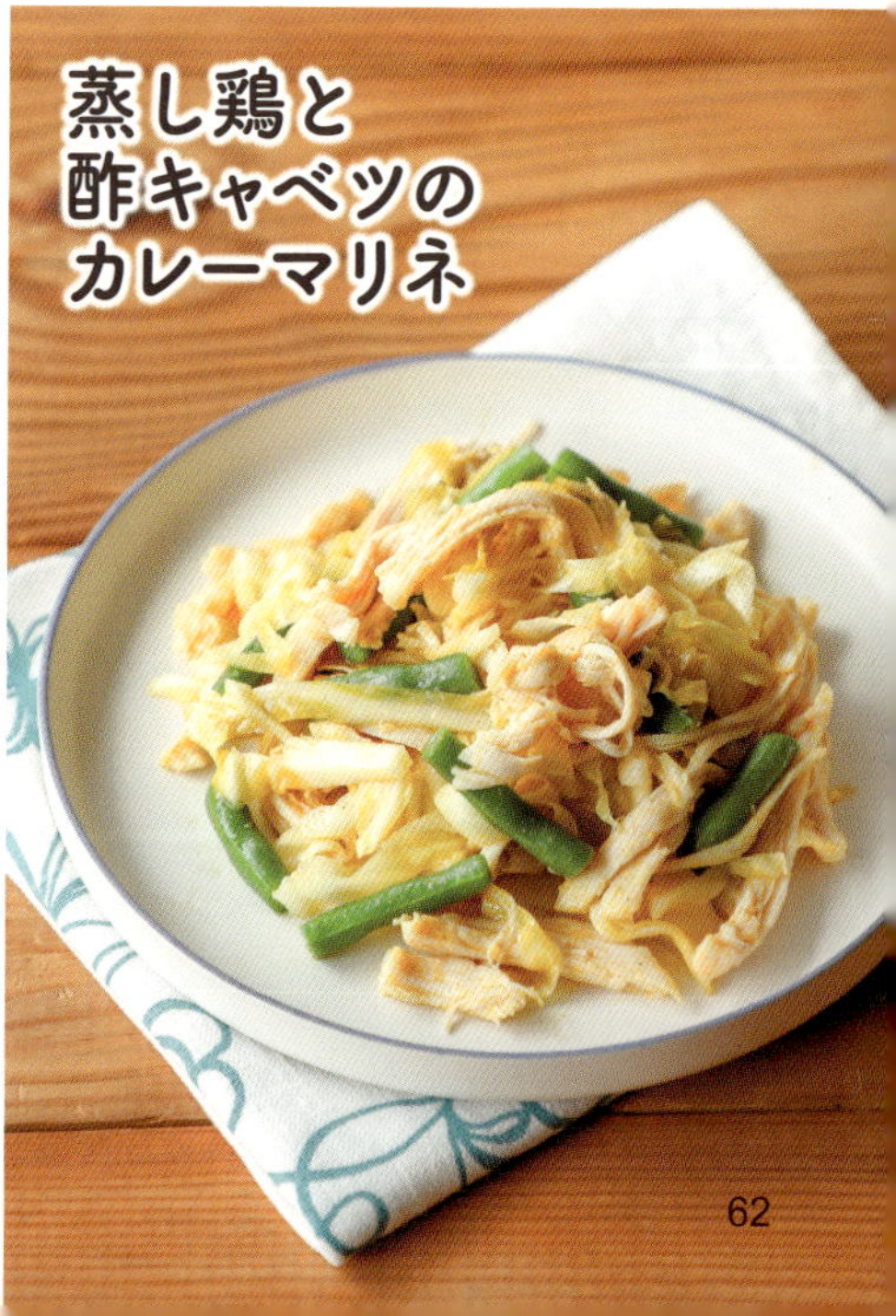

材料(2人分)

酢キャベツ……150g
鶏ささみ……2本
塩……少々
酒・水…各大さじ1
さやいんげん……6本
A カレー粉 小さじ1
酢キャベツのつけ汁……大さじ3
砂糖・しょう油……各小さじ1
オリーブ油……小さじ2

つくり方

1 鶏ささみは塩をふり、耐熱皿にのせて酒と水をふる。ラップをふんわりとかけて電子レンジ(600W)で2～3分加熱し、粗熱がとれたら粗くほぐす。

2 さやいんげんは3cm長さに切り、さっとゆでて水気をきる。

3 ボウルにAの材料を入れてよく混ぜ、酢キャベツと1、2を加えて混ぜ、器に盛る。

酢キャベツとブロッコリーののりスープ

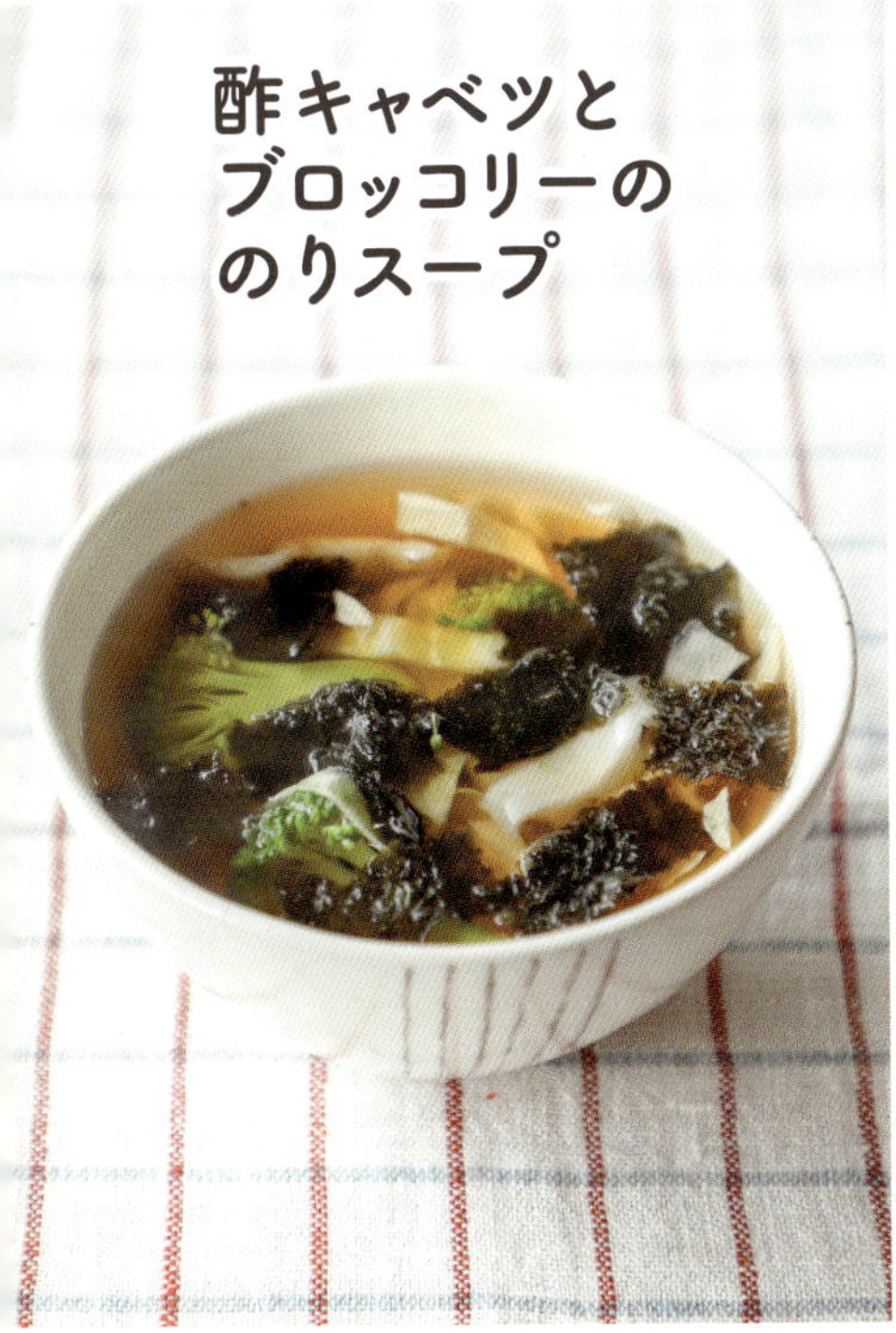

材料（2人分）

酢キャベツ……80g
ブロッコリー…1/4個
焼きのり……全形1/2枚
出汁……2カップ
酒……大さじ1
しょう油……小さじ2

つくり方

1 ブロッコリーは小房に分けてさらに半分に切り、のりは小さめにちぎる。

2 鍋に出汁と酒、しょう油を入れて煮立て、酢キャベツとブロッコリーを加えて2～3分煮る。最後にのりを散らしてひと混ぜし、器に盛る。

酢キャベツとトマトのチーズかきたまスープ

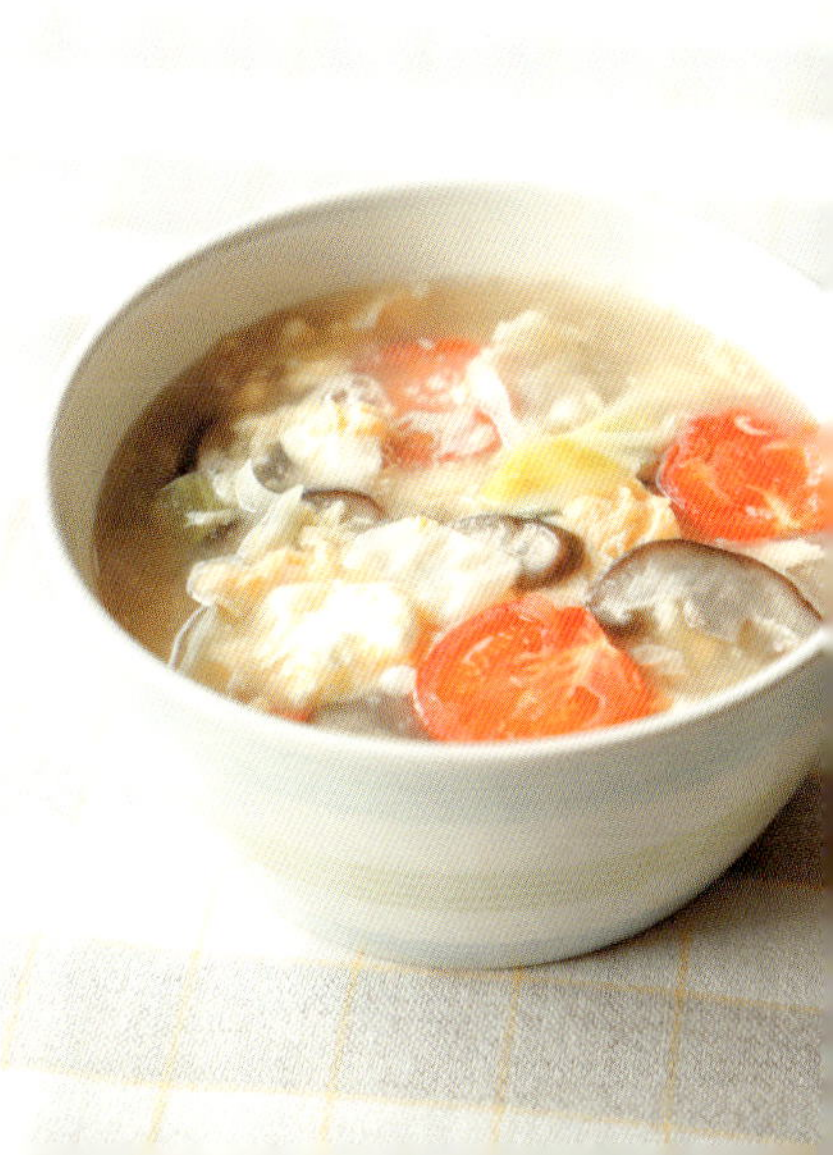

材料（2人分）

酢キャベツ……80g
ミニトマト……8個
しいたけ……2枚
卵……1個
ピザ用チーズ…20g
鶏がらスープ素……小さじ1
片栗粉……小さじ1
水……2カップ
みりん・しょう油……小さじ1/2

つくり方

1 ミニトマトは半分に切り、しいたけは薄切りにする。卵は溶きほぐし、チーズを加えて混ぜる。

2 鍋に水と鶏がらスープ、みりん・しょう油、しいたけを入れて強めの中火にかける。煮立ったら酢キャベツとミニトマトを加える。再度煮立ったら倍量の水で溶いた片栗粉を加えてとろみをつける。

3 溶き卵を菜ばしを伝わせながら加えて、半熟状に火を通して器に盛る。

藤田紘一郎　ふじた　こういちろう

1939年、旧満州生まれ。東京医科歯科大学卒業。東京大学医学系大学院修了、医学博士。金沢医科大学教授、長崎大学教授、東京医科歯科大学教授を経て、東京医科歯科大学名誉教授。専門は、寄生虫学、熱帯医学、感染免疫学。1983年、寄生虫体内のアレルゲン発見で小泉賞を受賞。2000年、ヒトATLウイルス伝染経路などの研究で日本文化振興会・社会文化功労賞、国際文化栄誉賞を受賞。主な近著に、『脳はバカ、腸はかしこい』（三五館）、『腸をダメにする習慣、鍛える習慣』『人の命は腸が9割』『ヤセたければ、腸内「デブ菌」を減らしなさい！』『人生100年時代！腸から始める加齢の極意』（以上ワニブックス【PLUS】新書）などがある。

デブ菌撲滅！
藤田式　食前　酢キャベツダイエット

2018年10月20日　初版発行

発行者　佐藤俊彦
発行所　株式会社ワニ・プラス
〒150-8482　東京都渋谷区恵比寿4-4-9
えびす大黒ビル7F
電話　03-5449-2171（編集）
発売元　株式会社ワニブックス
〒150-8482 東京都渋谷区恵比寿4-4-9
えびす大黒ビル
電話　03-5449-2711（代表）
編集　株式会社A.I
編集協力　高田幸絵　小川裕子
料理　金丸絵里加
イラスト　桜木由加里
デザイン・DTP　天野歌織
印刷・製本所　中央精版印刷株式会社

ISBN 978-4-8470-9722-5

ワニブックスHP　https://www.wani.co.jp